U0049856

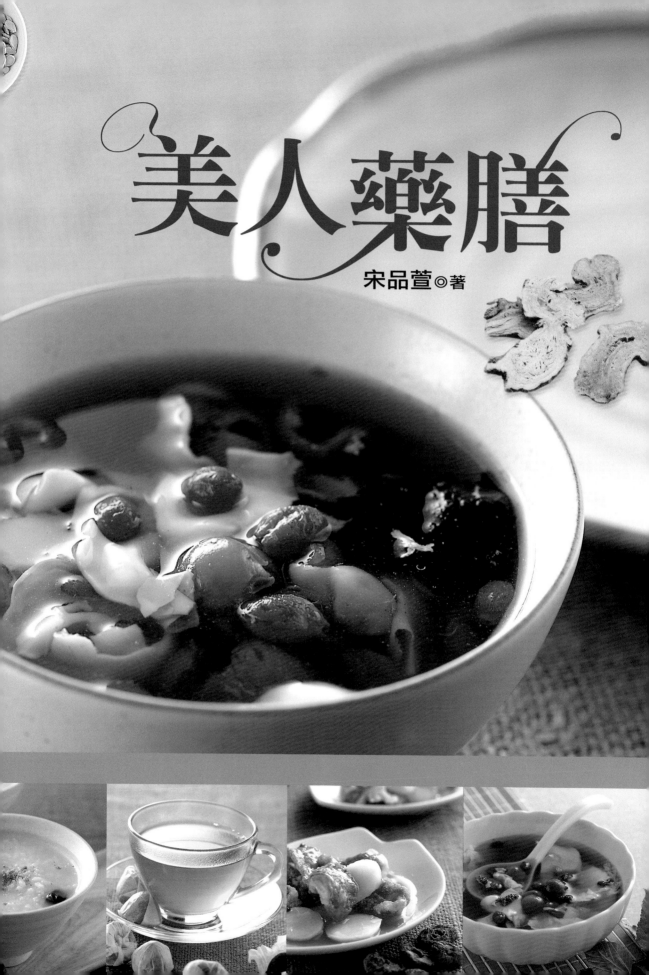

美人藥膳

宋品萱◎著

銀杏 **GINKGO**

美人藥膳

作　　者：宋品萱
出 版 者：葉子出版股份有限公司
企劃主編：萬麗慧
文字編輯：Emially
攝　　影：徐博宇、林宗億（迷彩攝影）
美術設計：阿鍾
印　　務：許鈞棋
封面設計：阿鍾
登 記 證：局版北市業字第677號
地　　址：台北縣深坑鄉北深路三段260號8樓
電　　話：（02）8662-6826　傳真：（02）2664-7633
讀者服務信箱：service@ycrc.com.tw
網　　址：http://www.ycrc.com.tw
印　　刷：鼎易印刷事業股份有限公司
初版一刷：2007年12月　　　新台幣：350元
I S B N ：978-986-7609-95-3

版權所有　翻印必究

國家圖書館出版品預行編目資料

美人藥膳 / 宋品萱著. -- 初版. -- 臺北縣深
坑鄉：葉子，2007 [民 96]
　　面：　公分（銀杏系列）

ISBN 978-986-7609-95-3(平裝)

1.藥膳　2.中國醫藥　3.美容

413.98　　　　　　　　　　　95007983

總 經 銷：揚智文化事業股份有限公司
地　　址：台北縣深坑鄉北深路三段260號8樓
電　　話：(02) 2664-7780
傳　　真：(02) 2664-7633

※本書如有缺頁、破損、裝訂錯誤，請寄回更換

自序 Preface ————

　　我目前已經快接近60歲了，但很多人看到我的外貌時都認為我比實際的年紀年輕許多，紛紛前來探詢我能夠留住青春的秘密。其實，我並沒有能耐發明任何讓青春永駐的仙丹，但是我卻比別人幸運，早早接觸到藏在古書中許多千古先賢傳下來的青春養生秘方，這些秘方不論是藥膳、穴位或是藥浴等方法各有各的巧妙和效果，但總的說來，不外是師法自然。了解自然、了解身體，正是學習美容的第一步。

　　中醫美容具有悠久的歷史，早在《皇帝內經》中就有許多關於美容的理論及方法，為中醫美容的發展奠定了理論基礎。「美」廣義來說是指身體的外在美觀，但是如果身體不健康，就會導致肌膚蠟黃，長滿青春痘、黑斑，嚴重的還會因為囤積毒素導致身材變形，到了這個時候再多的外在保養品都不能還給你容光煥發的肌膚。真正的美麗必須從治療、預防、保健等各方面同時著手，才能由內而外，散發出真正的自然美。

　　本書介紹了幾種中醫常用的方法，包括內服藥膳、外敷中藥美容、藥浴、穴位按摩等。一般所說的中藥美容法有兩種，一是內服藥物美（即「養生藥膳」法），另一個是外用藥物美容（即「外敷美容」法）。

　　養生藥膳是一種特殊食品，藥膳是藉由藥物、食物和調味料三部分組合而成。它是取藥物之性，用食物之味，食借藥之力，藥借食之功，三者相輔相成，相得益彰，所以，藥膳既不同於一般的中藥方

劑，又不同於一般的飲食，它是兼具藥物功效和美味的膳食，是能治病、強身、抗老的特殊食品。而外敷美容法一般是以調配好的中藥直接塗抹在皮膚上，待皮膚局部吸收後，即可達到疏通經絡、行氣活血、逐邪清污、除皺增白、滋潤皮膚的目的，又經現代藥理研究證實，大多數美容中藥含有生物鹼、氨基酸、維生素等。作用於臉部皮膚組織後，通過新陳代謝，使皮膚組織直接獲得營養物質而達到滋潤、養顏、除皺、增白等美容效果。按穴按摩則對全身部位和皮膚有護膚、潤飾、除皺的功能，並能促進血液循環、增加肌肉的營養物質、消除肌肉的疲勞，提高肌肉的柔韌，或可使萎縮的肌肉逐漸康復。藥浴也是中國老祖先的智慧，結合了中醫的整體觀念和辨證論治思想。藥浴可以清潔皮膚的污垢，也能藉由熱水的溫度與水壓促進身體廢物的代謝，加入藥浴中的中藥材更能把藥性帶入體內，達到疏通經絡、活血祛淤、消除病菌的功效。平常的日子，只要泡泡藥澡，就可以達到疾病的治療與保健的雙重效果，還可使身心舒暢、放鬆，消除一天的疲勞。

　　如果你也想健康又美麗，趕快翻閱本書，只要照著本書指示長服藥膳並搭配相關瘦身方法，不用不吃不喝、不用花大錢，你也可以自自然然變美麗。

宋品萱

目錄
CONTENTS

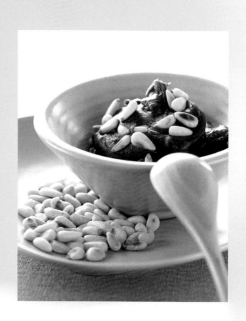

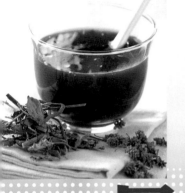

目錄
CONTENTS

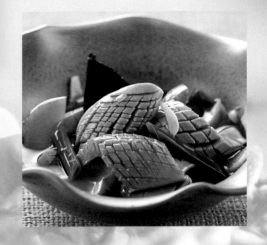

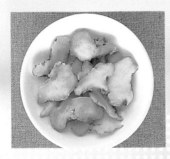
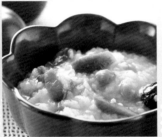
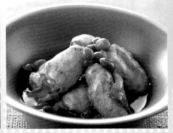

C O N T E N T S

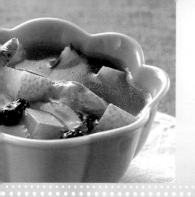

目錄
CONTENTS

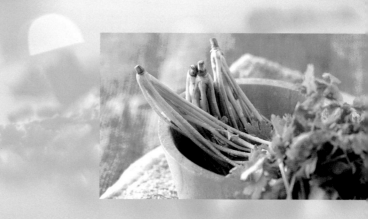

C O N T E N T S

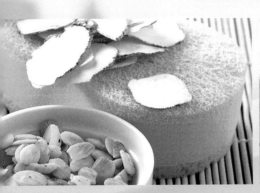
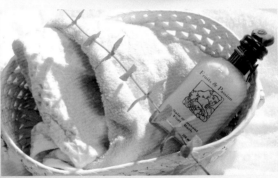

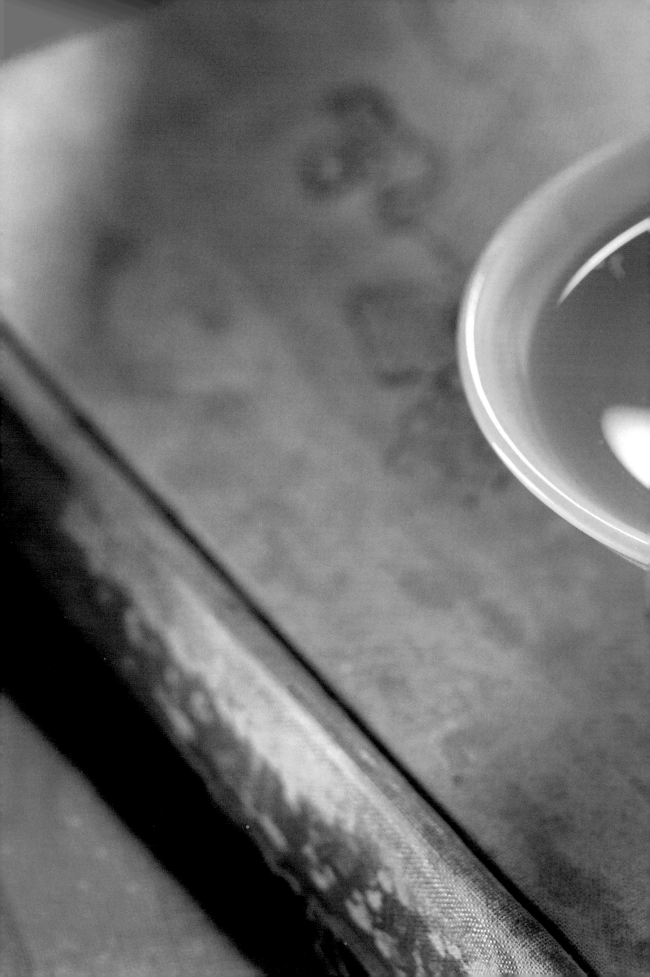

認識中醫美容

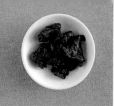

正確的美麗觀念

什麼是「美容」？

常常聽到有人在談論美容這件事，但仔細區分，美容又可分為廣義和狹義兩個意思，廣義的美容大多是指身體表面如顏面、皮膚、五官、指甲、頭髮等各部位容貌的美麗，狹義的美麗則多半僅止於臉部的美容，可見美容的關鍵指的正是如何使容貌美麗。

怎樣「使」容貌「變美麗」？

使容貌變美麗的方法有很多種，最簡單的方法就是利用外在的方式快速的改變，如利用化妝品或是美容整形手術，但這樣的「人工美女」，呈現的只是治標不治本的美麗，如細究其內涵，追求真正的美麗必須從治療、預防、保健等各方面同時著手，才能由內而外，散發出真正的自然美。

中醫的美容觀念

中醫美容具有悠久的歷史，早在《皇帝內經》中就載有很多關於美容的理論與方法，為中醫美容學的形成與發展提供了理論的基礎，此後歷代醫家又各有建樹，從理論、方藥、方法等各種不同的角度著手，更加豐富了中醫美容的內容。直到九○年在中國更興起了一股中醫美容的熱潮。

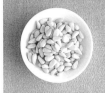

中醫美容是以中醫藥基礎理論爲指導，繼承和發揚傳統醫藥學遺產，以調節臟腑氣血爲主，目的在發揮「調治於內、養容於外」的功效，讓人們站在健康的基礎上更加美麗。

中醫美容的特色與方法

基本觀念　強調整體、內外並重的健康美

中醫非常重視人體本身的統一性、完整性及其與自然界的相互關係，站在中醫的立場，認爲人體是一個有機整體，構成人體的各個組成部分之間，在結構上有著不可分割的關係。人體是以五臟爲中心，通過經絡系統把六腑、五官、九竅、四肢百骸等全身的組織器官聯繫在一起的有機整體，並通過氣、血、津液的作用，來完成機體統一的機能活動，其在功能上是互相協調、相互爲用的，在病理上也彼此相互影響著。

當人體的某一局部區域有病理變化時，往往與全身臟腑、氣血、陰陽的盛衰有關，在人們的傳統觀念裡，美容化妝、護理皮膚僅僅是對局部皮膚的保養，其實這種理解是相當片面的。皮膚作爲人們身體的一個組成部分，與身體內部其他器官保持著密切聯繫，只有人體的

中醫名詞小百科

- 五臟：心、肺、脾、肝、腎。
- 六腑：膽、胃、小腸、大腸、膀胱、三焦。
- 五官：眼、耳、鼻、口、舌。
- 九竅：眼二、耳二、鼻孔二、口、前陰尿道和後陰肛門。

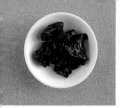

心、肝、脾、肺、腎等功能正常，才能容光煥發，人體的營養物質充足，皮膚才會顯得柔嫩、細膩、潤澤、富有彈性。因此，中醫美容強調的「由表至裡」和「由裡至表」的美麗觀念顯得尤為重要。因為，皮膚白嫩、面色紅潤、體格健壯是健康美的標誌，也是各臟腑經絡功能正常、氣血充盈的表現。反之，則是臟腑功能失調、氣血陰陽紊亂的病理反應。

這種整體觀念應用於美容學，則成為中醫美容學的指導思想，也是中醫美容學的一種特色，皮膚、五官、指甲、頭髮等都是整體中的一部分，而這些部分的變化也直接反應出身體的健康狀況。

理論為基礎　臟腑、氣血、津液、經絡

中醫將機體的全部功能劃分為五類，並以五臟的名稱來冠之，六腑分別配屬五臟，只要五臟精氣充滿、六腑功能通達，才是人體健康的標誌，也是健美的體現。五臟與身體各部位聯結成一個整體，又五臟各有「外候」（顯現在外的症候），與身體各個部位各有特定的聯繫，這就是中醫學臟象學說整體觀的又一體現。

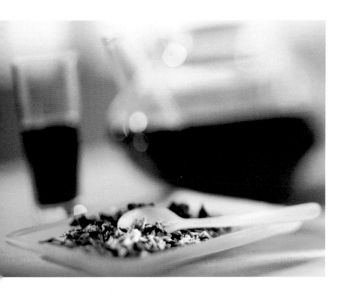

按照臟象學說的理論：「心，其華在面，其充在血脈，開竅於舌；肺，其華在毛，其充在皮，開竅於鼻；脾，其華在唇，其充在肌，開竅於口；肝，其華在爪，其充在筋，開竅於目；腎，其華在髮，其充在骨，開竅於耳和二陰。」可見五臟功能正常與否，可通過其

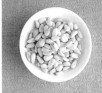

外候表現出來。可見臉部皮膚、五官等若出現症狀，即可推測出臟腑功能是否正常運行，從而指導辨證論治。

中醫的經絡系統是由經脈和絡脈組成，作爲運行全身氣血、聯絡臟腑肢節、溝通上下內外的通路，聯絡身體內部的臟腑，以及外部的筋肉皮膚。中醫所講的「氣血」是營養人體的重要物質，須靠經絡的傳送，才能分布到臉部和全身各部位，達到溫養濡潤全身各臟腑組織器官及皮膚等的功效。所以，經絡能「行氣血而營陰陽」，可以說是氣血運行的重要通路。

人體經脈有「正經」和「奇經」，其中正經有十二條，是氣血運行的主要通道，分布在人體內外經脈中的氣血運行是循環貫注的。此外還有奇經八脈、十二經別、絡脈等。這些經脈在頭部和臉部分布頗多，〈內經・靈樞・邪氣臟腑病形〉篇指出：「諸陽之會，皆在於面。」、「十二經脈，三百六十五絡，其血氣皆上於面而走空竅。」以及「其氣之津液，皆上熏於面。」說明人體手、足三陽經脈及督脈，都會聚集在頭部和臉部，是人體氣血精華匯集之處，故云頭爲諸陽之會。而且，臟腑的精華也是通過十二經脈來到臉部，使頭部和臉部的氣血運行非常活躍，皮膚肌肉堅實，耐寒力也強。乃是多氣多血之處，是反應臟腑功能正常與否的一面鏡子，又是人們相互接觸產生第一感覺的所在，這也就是人們特別注重臉部保養的原因。

中醫名詞小百科

- 手三陽經脈指的是：
  1. 手陽明大腸經。　2. 手太陽小腸經。　3. 手少陽三焦經。
- 足三陽經脈指的是：
  1. 足陽明胃經。　　2. 足太陽膀胱經。　3. 足少陽膽經。

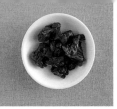

　　氣、血、津液是構成人體的基本物質，是臟腑經絡等組織器官進行生理活動的物質基礎。氣是不斷運轉著，具有很強活力的精微物質。血，即指血液。津液，是機體一切正常水液的總稱，氣具有推動、具有濡養、滋潤等作用。機體的臟腑經絡等組織器官進行生理活動所需要的能量，來自於氣、血、津液。它的生成及代謝，又依賴於臟腑經絡等組織器官的生理活動。因此，無論是在生理方面或是在病理方面，氣、血、津液與臟腑經絡等組織器官之間，始終存在著不可分割、互為因果的密切關係。

影響美容的主要因素　六淫、七情

　　中醫認為，人體各臟腑之間，以及人體與外在環境之間存著既對立又統一的關係，在矛盾運動的過程中，維持著相對的動態平衡，從而保持人體正常的生理活動。當這種動態平衡遭到破壞，又不能及時調節得到恢復時，就會生病，臉部皮膚也是如此。

　　導致疾病發生的原因有很多，但總不外六淫、七情、飲食、勞逸以及痰飲、瘀血、外傷和蟲獸傷等。所謂「六淫」指的是風、寒、暑、濕、燥、火。在正常情況下是指自然界六種不同氣候的變化，稱為「六氣」，當氣候異常時，六氣便成為致病的因素。若此時正逢人體正氣不足、抵抗力低落，則易使人體發病，稱為「六淫」，如過分地受陽光的曝曬或寒冷的刺激，就會造成皮膚的傷害，同樣的我們的臉部終年暴露在外，也會引起皮膚老化、沒有光澤等，這正是影響美麗的因素。

　　「七情」是指喜、怒、憂、思、悲、恐、驚，七種情志變化。情感心志的活動是一種正常生理現象，一般不會致病。但若遭受突然、強烈或長期、持久的情志刺激，超過了人體正常的生理活動範圍，就

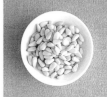

會使機體氣機紊亂，臟腑陰陽氣血失調而發生疾病。而且，皮膚與人的精神狀態有關，長期情緒不佳、精神過分緊張、睡眠不足，就會使氣血失調並導致皮膚方面的疾病發生。

永保青春三大原則

「未病先防」、「治病求本」、「標本兼顧」

「未病先防」是指在疾病未發生之前做好各種預防工作，以防止疾病的發生，也就是大家常說的「保健」。平時就要調養身體，以提高正氣抗邪的能力，如何做到預防的工夫呢？建議大家平時注意調養精神、鍛鍊身體、生活飲食起居有規律、避免過度勞逸、適當用藥預防等，從各方面一起著手。

「治病求本」是指尋找疾病的根本原因，並針對病因進行治療。《內經》裡頭提到：「治病必求於本。」在複雜多變的病症中常有標、本主次的不同，治病當有先後緩急的區別，採取急則治其標、緩則治其本，或採用「標本兼顧」的治療原則。中醫就是因常採用調和陰陽、扶正袪邪、調整臟腑功能、調和氣血，以及因時、因地、因人制宜等治療方法，才能使疾病從根本上得到有效的治療。

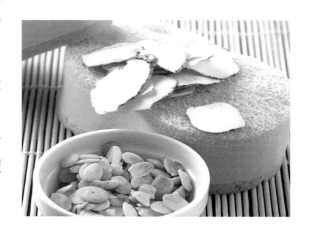

綜合上述，中醫美容是從各個不同角度著手，強調整體與局部密不可分的關係，以內養外，表裡兼顧，而獲得良好效果。

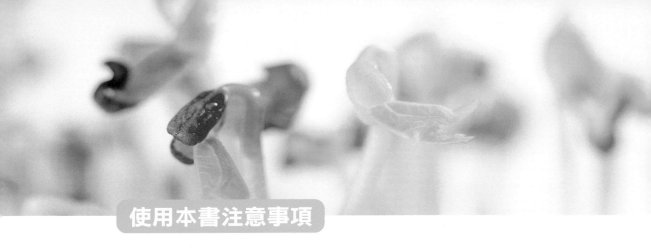

使用本書注意事項

藥膳的注意事項

藥膳是根據治療、強身、衰老及病中輔助之用，但在服食藥膳時需注意以下原則：

1. 辨症施膳

採用藥膳治療頑疾病症，必須請醫生診斷明確後，了解身體性質的症候來辨症施膳。有些食物可能對某些病人不適應，卻適合於其他病人，關鍵就在於辨證施膳，也就是根據病人的症狀或體質給予正確的藥膳治療。因此，在組方配膳時應特別留意。

2. 藥材劑量不能隨意調整

本書每個食譜的劑量皆依循古方，因此除鹽、糖之類的調味料，可依個人口味增減，其他藥材劑量的比例並不能隨意更動，只能依一次煮食分量的多寡，以等比例增加藥材的劑量。

3. 藥材要新鮮

所有材料必需以優質無霉、爛、變質者方可入藥，凡發臭霉變質者絕不能食，這樣的藥材食入身體，不但對身體無益，反而有害。因此，讀者購買藥材時，一定要找信譽可靠的藥材行購買。

4. 注意自己的藥膳禁忌

服用藥膳的人多是為治療上的需要，此時醫師通常會要求病人忌食某些食物。如在《靈樞五味篇》就指出：「肝病禁辛，心病禁鹹，脾病禁酸。」又如：水腫者禁食鹽，黃疸、腹瀉者忌食油膩等，古人提供了我們許多寶貴資料，這些從古人流傳下來的資料是歷代醫家從

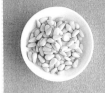

實踐中所得到的經驗與教訓，確實有科學根據，但有些古老的禁忌則過於牽強，仍待更進一步的證實。

外敷美容法注意事項

1. 有外傷時不要使用。
2. 使用後如有紅腫或過敏現象請停止使用。
3. 外敷藥物禁止內服，宜放置在兒童不易取得之處。
4. 藥物宜放置在陰涼通風處，以防止藥物變質。
5. 藥物中因未添加防腐劑，宜趁新鮮時使用完畢，發現藥物變色或變質，請立即丟棄，不要再使用。

藥浴注意事項

1. 水溫要適當：藥浴時水溫過冷會達不到效果，過熱則易燙傷皮膚，因此要注意水溫的控制。
2. 時間不宜過長：泡藥浴時會大量出汗，且因皮膚血管充分擴張，體表血液量會增多，此時容易造成頭部缺氧或發生暈厥現象，因此一般藥浴的時間大約20分鐘就夠了。
3. 空腹、飽飯及酒後不宜藥浴。空腹時會因血醣降低而休克，過飽則會影響消化功能。
4. 皮膚有傷口時不宜藥浴，以防止感染。
5. 孕婦藥浴時取用藥材與一般藥浴不同，藥浴時間也不宜過久。建議孕期間停止藥浴。

穴位按摩注意事項

1. 飯後一小時內，不宜按壓。
2. 妊娠期及產褥期不宜按壓腹部及腰部。

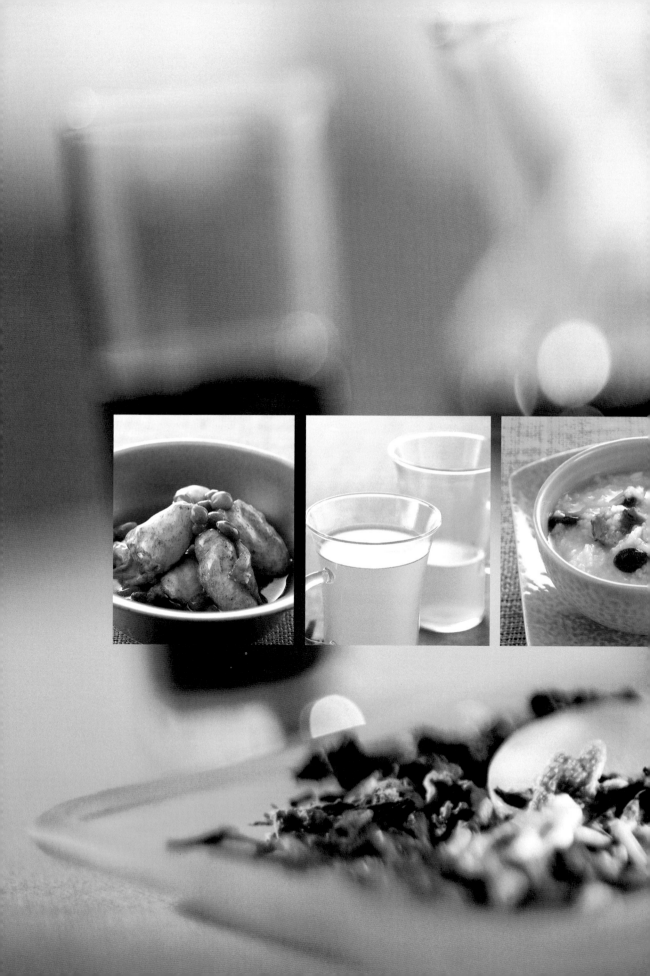

藥膳

藥膳原本是中國祖先流傳下來的智慧，很多病痛藉由多服藥膳都能獲得改善或不藥而癒。美麗的容貌是健康身體的外在表現，藉由平日的藥膳保養，由內而外自然能達到健康美麗的效果。這裡將針對潤膚、美白、抗老、烏髮、減重這五大美麗的問題，為您從流傳至今的藥膳古方，挑出 42 道簡易又有效的的藥膳食譜。

潤膚

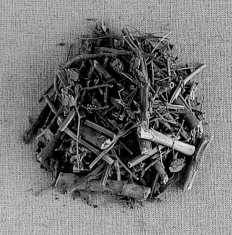

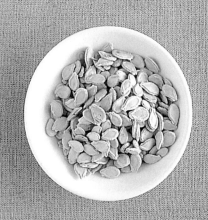

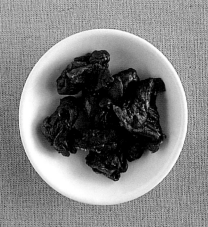

傳統醫學認為「肺為相傳之官，主運氣。」，意思就是垂在支氣管上左右各有一個，是呼吸系統的重要器官。在微細支氣管分支的末端有好幾百萬個肺泡，而肺泡是進行空氣與血液之間的氧與二氧化碳交換的場所，其中與心臟相連接的血管，可攝取空氣中的氧以及由心臟送至肺的二氧化碳。

臟象學亦提到「肺主皮毛」，就是人體所有的皮膚病都和肺經有關聯，是影響皮膚健康最重要的器官。皮膚是包裹身體的一

層膜，與體內的各個器官都有密切的關係，觀望皮膚的色澤、形態的異常等，就可以了解藏在體內邪氣的性質，和氣血津液的盛衰，來推測內臟的病變，判斷疾病的原因。所以，皮膚是身體的表面，作為人體的藩籬，當衛氣循行其間，內含於肺臟，感受外邪，皮膚表面首當其衝。因此，皮膚要好，平時就要注重肺陰的濡養，光是靠外在的化妝品保養是沒有效的，唯有藉由藥膳養護肺部，才能由內而外讓皮膚散發出自然的光澤。

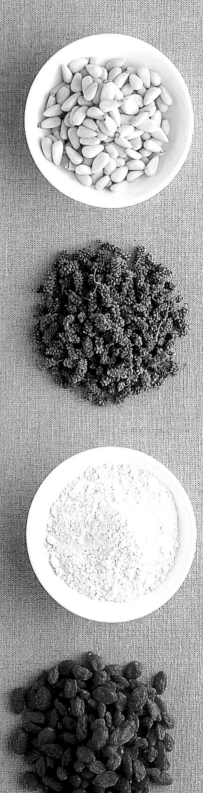

潤膚

雪菜花生

功效 養血補脾、潤肺化痰、潤腸通便、滋潤肌膚。

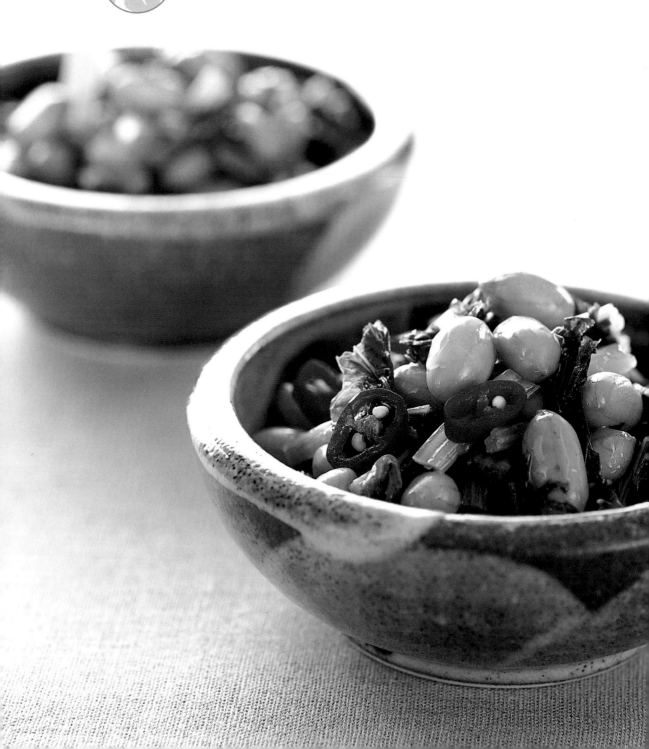

材料與配方

花生仁 200 克
雪裡紅 50 克
鹽 適量
糖 適量
味精 適量
香油 適量
辣椒 少許

食用禁忌

無

○ 調理方法 ○

1 花生仁洗淨，雪裡紅洗淨切成小段。

2 花生仁放入鍋中，加水、鹽煮熟後撈起。

3 雪裡紅入鍋，大火快炒數下加入花生拌炒片刻。

4 加適量的糖、味精、香油拌勻即可。

5 食辣者可加入少許辣椒。

○ 食用方法 ○

可常食，三餐搭配食用皆可。

藥理說明

雪菜花生，味甘、平，入脾、肺經，其效用能養血補脾，潤肺化痰。中醫的基本概念在養血，「血」是紅色的液態樣物質，是構成人體和維持人體生命活動的基本物質之一，具有很高的營養和滋潤作用，具體狀況表現在臉色的紅潤、肌肉的豐滿和壯實，皮膚和毛髮的悅澤就是這個原理，因此雪菜花生這道菜能達到潤膚美白作用。

潤膚

松子豆泥

功效 滋陰、潤肺、滑腸、滋潤肌膚。

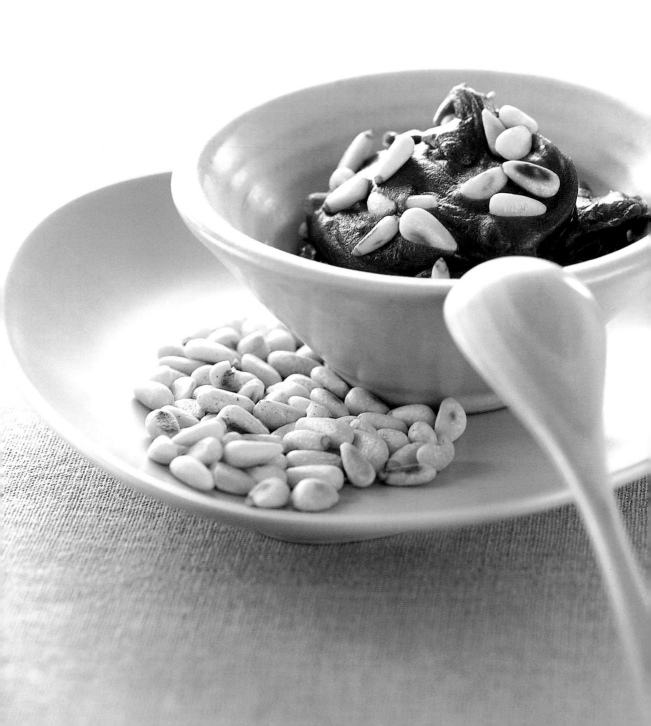

材料與配方

松子 25 克
豆沙 100 克
豬油 25 克

食用禁忌

無

○ **調理方法** ○

1 先將松子用油炸香，撈出。

2 豆沙放入鍋中，加適量水。

3 加入松子，不停炒至稠狀。

4 淋上豬油炒勻即可。

○ **食用方法** ○

可常食，三餐搭配食用皆可。

藥理說明

松子味甘微溫，入肝、肺、大腸經。豬油味甘、涼，歸脾、肺、大腸經，具補潤燥、解毒、調味等功能。豆沙味甘、平，入脾、腎經。以上三味共用，治體虛氣血不足、皮膚乾裂等症。

潤膚

仙鶴精力膏

功效 潤肺滋陰、益氣養血、補虛強力。

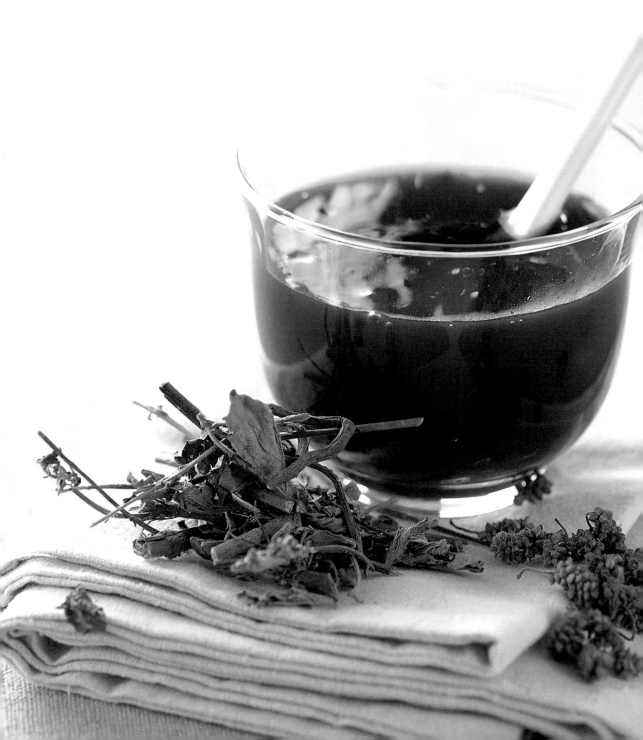

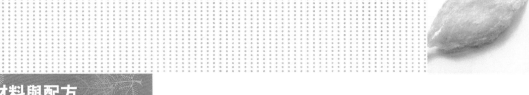

材料與配方

仙鶴草 60 克
桑椹 100 克
蜂蜜 適量

食用禁忌

無

○ **調理方法** ○

1 仙鶴草、桑椹加水洗淨備用。

2 鍋中加入超過步驟 1 藥材上方約 5 公分的水量，用大火煮沸，再調至小火煮約 30 分鐘，將煮成濃稠的汁液倒出。

3 將原鍋中步驟 2 的藥材保留，加入約步驟 2 煎煮藥材時一半的水量以大火煮沸，再轉至小火煮 20 分鐘。

4 把步驟 2 和步驟 3 所取出的汁液混合攪拌均勻。

5 加入與步驟 4 等量汁液的蜂蜜即可，份量可依個人口味調整。

○ **食用方法** ○

每次取一湯匙，加入溫水攪拌飲用，最適合於勞動中或勞動前後飲用。

藥理說明

仙鶴草（又名脫力草）補虛強力，桑椹可益氣養血，蜂蜜可益氣滋陰。三品搭配可作為補虛強力的通用食品。

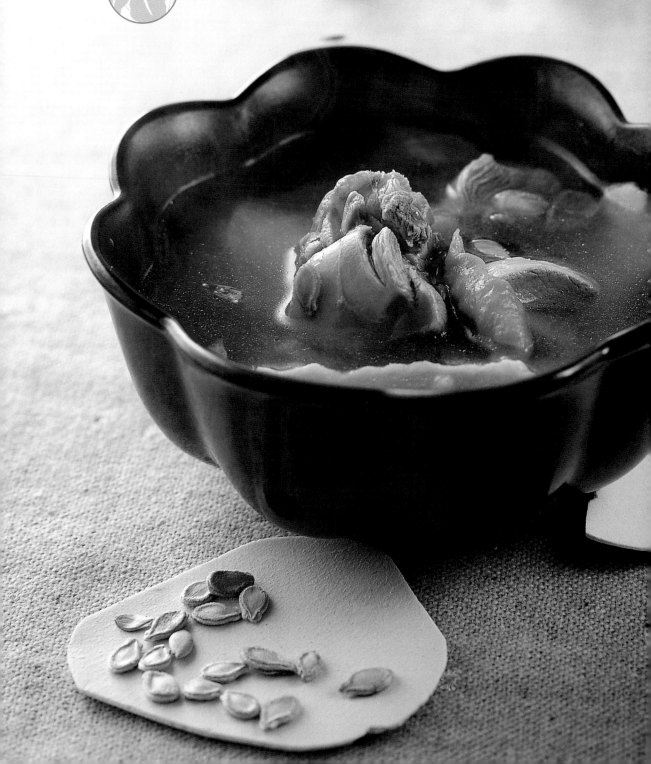

潤膚
桃花雀斑粉刺湯

功效 清熱活血、健脾滲濕、滋潤皮膚、治療雀斑。

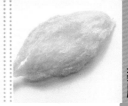

材料與配方

冬瓜仁 12 克
白茯苓 20 克
雞腿肉 400 克
桃花 8 克
鹽 適量

食用禁忌

無

○ **調理方法** ○

1　所有材料清洗乾淨。

2　冬瓜仁、白茯苓加入 10 碗水。

3　用小火煮 1 小時，再將雞腿肉、桃花放
　　入鍋中共煮 30 分鐘。或是大火煮開後，
　　倒入砂鍋內隔水燉 2 小時。

4　最後加鹽調味即可食用。

○ **食用方法** ○

可常食，三餐搭配食用皆可。

藥理說明

桃花，可活血；冬瓜仁，可清熱；白茯苓，可健
脾。桃花是中國歷代美容常用的材料，在《千金
藥方》中，稱讚桃花美容的功效，可讓百歲的老
人面如少女、光澤潔白，臉部的雀斑、粉刺均可
獲得改善。

潤膚

駐顏養生湯

功效 具有養血安神、益智強筋、光澤皮膚、駐顏防皺效果。

材料與配方

枸杞 15 克
龍眼肉 15 克
桑椹 10 粒
雞蛋 1 顆
冰糖 少許

食用禁忌

無

○ 調理方法 ○

1 將枸杞、龍眼肉、桑椹同時入鍋，加適量的水。

2 大火煮開後改用小火再煮 20 分鐘。

3 打入雞蛋攪拌，待蛋熟即可食用。喜歡甜味者，可加入少許冰糖。

○ 食用方法 ○

可常食，三餐搭配食用皆可。

藥理說明

枸杞性味甘、平，歸肝、腎經，益精明目、滋陰補血；龍眼肉性味甘、溫，歸心、脾經，益心脾補氣血、安神；桑椹性味甘、寒，歸肝、腎經，補肝、益腎。

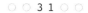

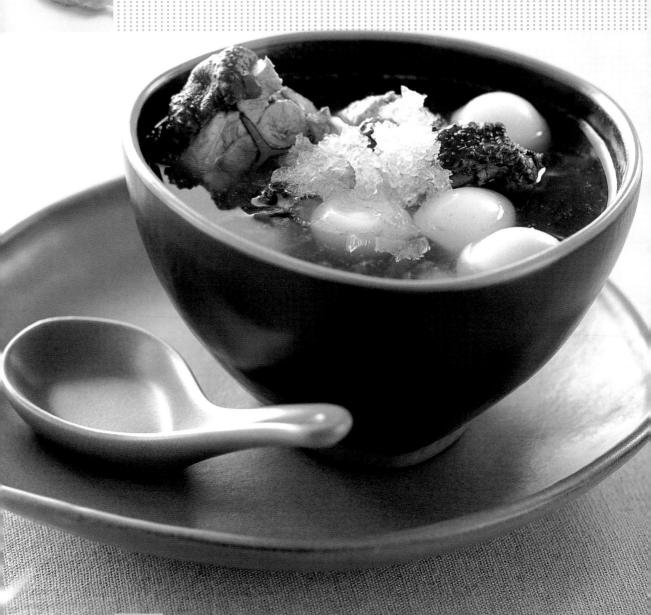

潤膚

芙蓉燕窩鵪鶉蛋湯

功效 益氣補虛、養陰潤燥、添精補髓。適用於貧血、高血壓、肥胖、營養不良、軟體病、乾眼病、皮膚或口腔炎等症。

材料與配方

鵪鶉蛋 12 顆
雞胸肉（烏骨）150 克
水發燕窩 25 克
薑片 2 片
鹽 適量
料理米酒 適量

食用禁忌

無

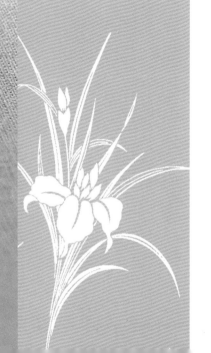

○ **調理方法** ○

1 鵪鶉蛋洗淨備用（或起鍋前打散加入）。

2 雞胸肉剁成細茸，放入乾淨的水中攪散備用。

3 鍋內加水，放入燕窩、雞胸肉細茸、鵪鶉蛋、薑片、鹽、料理米酒燉熟即可（鵪鶉蛋打散加入鍋內亦可）。

○ **食用方法** ○

可常食，三餐搭配食用皆可。

藥理說明

燕窩味甘性平，入肺、胃、腎經，具有養陰潤燥、補中益氣的功能，《本草綱目》提到燕窩大養肺陰、化痰止咳、補而能清，為調理虛損癆瘵之聖藥。烏骨雞、鵪鶉蛋性味甘、平，入肝、腎經，三味配伍，其功效顯著。

潤膚

蘿蔔羊肉湯

功效 能解熱毒、祛濕痰、養顏美容。

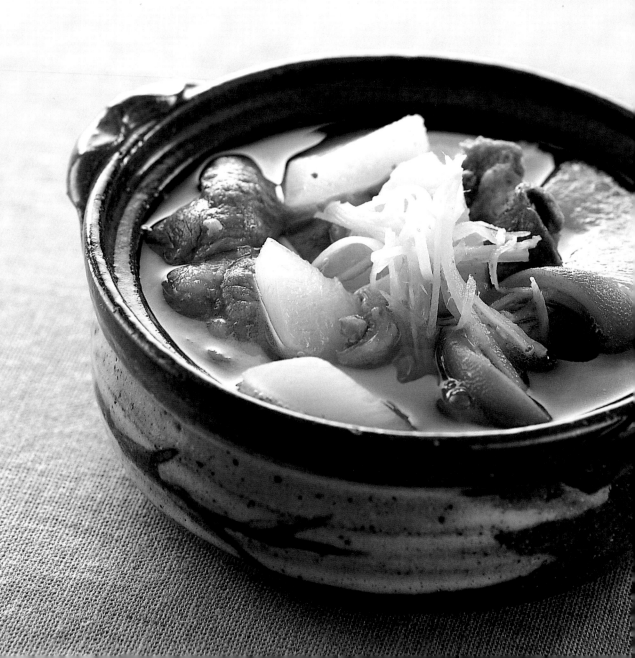

材料與配方

白蘿蔔 1000 克
羊肉 500 克
薑片 3 ～ 4 片
蔥 1 根
料理米酒 適量
鹽 適量

食用禁忌

無

○ **調理方法** ○

1　將羊肉去筋切成方塊，汆燙撈起放入鍋內。

2　白蘿蔔削皮，沖洗乾淨，切成 2 公分厚片菱角塊待用。

3　羊肉鍋加水用大火煮開，加入薑片、蔥段、料理米酒，待水沸騰後，改用小火煮 30 分鐘。

4　放入切好的白蘿蔔同煮至羊肉熟爛，加入適量鹽即可。

○ **食用方法** ○

可常食，三餐搭配食用皆可。

藥理說明

羊肉性味甘、溫，入脾、腎經，有益氣補血、溫中暖下；白蘿蔔性味甘、平，入肺、脾經，有明目、健脾、化滯之用。

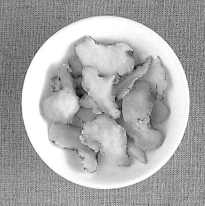

美白

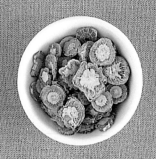

就中醫的觀點來看，古籍所載使面色潤澤與美白的中藥方劑甚多，內服類方劑是根據不同年齡及不同體質所配製，經口服來達到美容的目的。原理主要是從內部平衡臟腑陰陽、調和氣血經絡、祛風清熱、清血解毒、消腫散結、進而達到潤膚、增白悅色、駐顏防皺等功效，亦即藉由增強器官的活

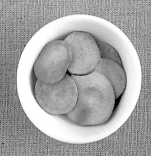

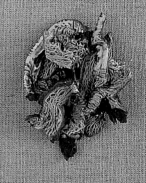

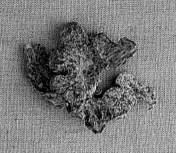

力，從而獲得整體美容的效果，達到美化面部的目的。

　常食具有美白功效的中藥，如白鮮皮、白附子、白茯苓、白檀香、白芷、白术、白殭蠶、冬瓜仁、土瓜根、白蜜、白石脂、白豆麵等，能達到自然的美白效果，效果絕對不比市售的美白保養品來的差喔！

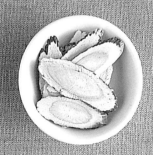

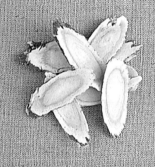

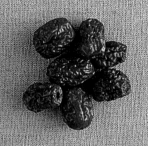

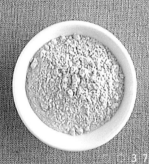

美白

青椒炒蓮藕

功效　美白、養血生肌。

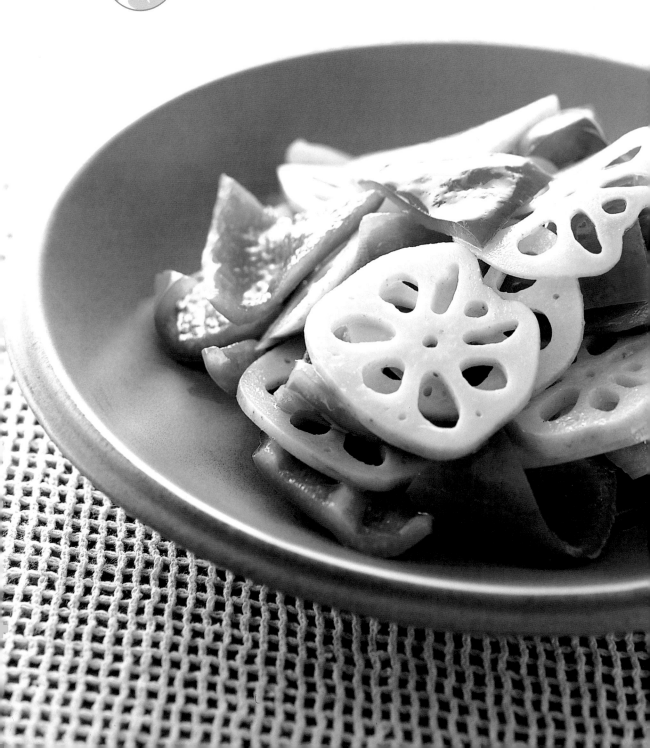

材料與配方

青椒 300 克
蓮藕 100 克
白糖 50 克
醋 50 克
油 15 克
鹽、味精 適量
香油 少許

食用禁忌

無

○ **調理方法** ○

1 青椒去蒂、籽，切成片狀待用（切絲亦可）。

2 蓮藕切成片待用（切絲亦可）。

3 熱油鍋，藕片、青椒拌炒數下，加入白糖、醋、鹽、味精調味，再翻炒數下，炒熟即可。

4 最後，淋上香油即可盛盤。

○ **食用方法** ○

可常食，三餐搭配食用皆可。

藥理說明

據現代醫學證實，蓮藕含有蛋白質、天門冬素、維生素 C、新絲原酸、多酚化合物，再加上青椒的胡蘿蔔素、檸檬酸，達到滋養美白之功效。

美白

蕹菜茭白

功效 滋潤、美白肌膚。

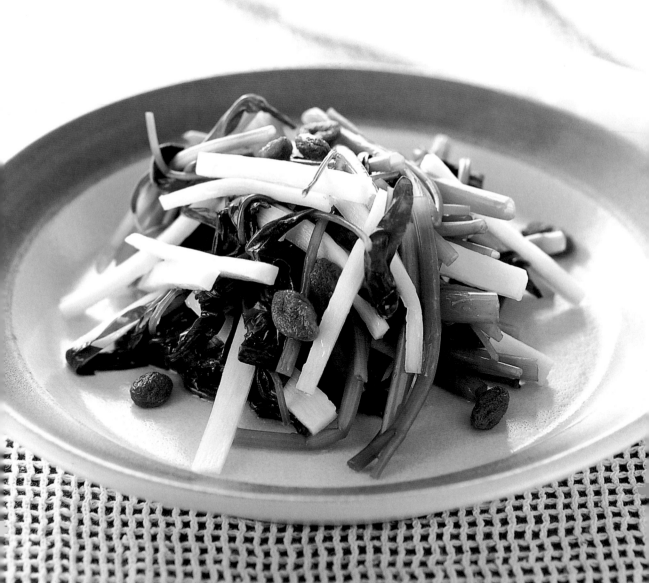

材料與配方

薤菜（空心菜）300 克
茭白筍 100 克
枸杞 50 克
鹽 適量

食用禁忌

無

○ 調理方法 ○

1 薤菜洗淨切段，茭白筍切絲待用。

2 待鍋內油熱後，先放入茭白筍炒數下，再放入適量水、枸杞翻炒，炒至熟透。

3 加入薤菜、鹽適量，快炒，炒熟即可。

○ 食用方法 ○

可常食，三餐搭配食用皆可。

藥理說明

薤菜性味甘、平，入腸、胃經，有通便、解毒作用，使皮膚潤澤光滑。傳說在西域有位旅人在途中臥病，試過許多種藥，卻都未見起色。當時西域盛產一種植物，味美甘甜，為求生存，旅人每日採來食用，未料連食數週，膚色潤澤，病亦痊癒，回中原時，將該植物置於甕中，偷偷帶回中原摘種，取名「薤菜」，即「空心菜」。

美白

菊花肉片

功效 可祛風明目、養血益壽、滋潤美白肌膚。對虛風上作的頭昏、頭痛、眼花乾澀等症，有一定療效。還可作高血壓、冠狀心臟病患的膳食。身體虛弱、無病痛者常常服用，可達健身益壽、滋潤膚色的效果，以中、老年人最為適宜。

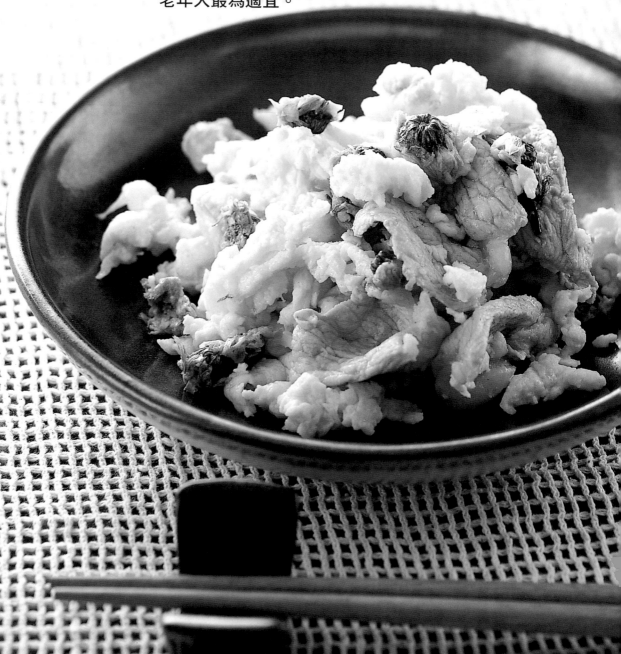

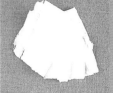

材料與配方

菊花瓣 15 克
豬瘦肉 600 克
雞蛋 3 顆
薑 20 克
鹽、白糖、
紹興酒、胡椒粉、
麻油 適量

食用禁忌

由於菊花性涼，脾虛
便秘者應慎服。

○ 調理方法 ○

1 先將菊花去蒂撕成花瓣，洗淨；瘦肉切薄
片，雞蛋打散成蛋液備用。

2 麻油熱鍋，把蛋汁攪勻倒入鍋內，炒熟盛
盤備用。

3 用麻油熱油鍋，待油熱 5 分熟時放入
薑、肉片，先翻炒數下，接著放入菊花，
翻炒均勻。

4 炒時加入鹽、白糖、紹興酒、胡椒粉等調
味。

5 肉熟後加入炒蛋即起鍋食用。

○ 食用方法 ○

可常食，三餐搭配食用皆可。

藥理說明

菊花性味甘涼，其氣清香，能祛風、清熱、平
肝、明目，古代視為滋潤美白、抗老益身藥。

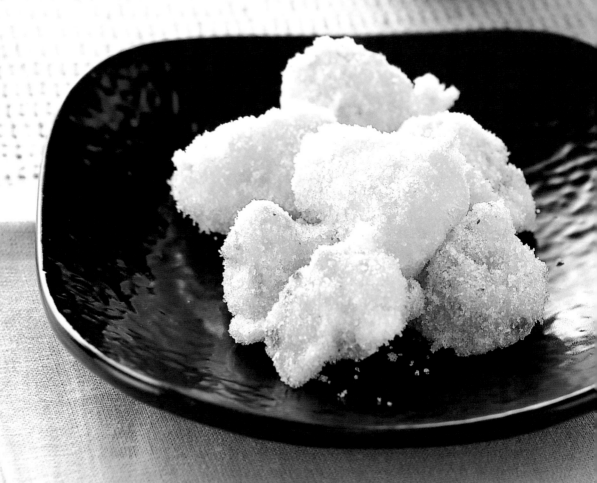

美白

高麗蘋果

功效 美白、潤膚。

材料與配方

蘋果 500 克
蛋清 50 克
酥炸粉 50 克
糖粉 50 克
花生油 1000 克

食用禁忌

無

○ **調法方法** ○

1 將蘋果洗淨削皮，切成適合一口大小的塊狀。

2 蛋清打入碗，用筷子攪拌成泡沫狀。

3 加入酥炸粉調勻，再將蘋果倒入碗內，裹上蛋糊。

4 用花生油熱油鍋，放入步驟 3 的蘋果，炸至黃金色，裝盤灑上糖粉即成。

○ **食用方法** ○

可常食，三餐搭配食用皆可。

藥理說明

蘋果有治貧血、補氣、養顏美白的功效。

美白
燕窩粥

功效 潤肺補脾、養顏美白。

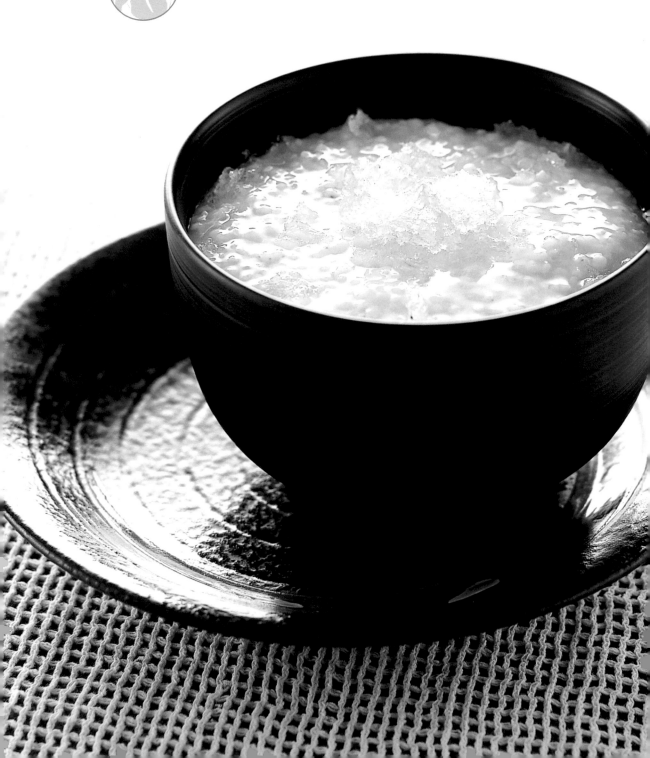

材料與配方

燕窩（乾品）6 克
小米 50 克
冰糖 適量

食用禁忌

不宜與杏仁同食，同食容易令人嘔吐、腹瀉。

○ 調理方法 ○

1 燕窩用溫水浸潤，剝去雜毛，再用清水洗淨備用。

2 燕窩加入小米用小火煲煮 2 小時以上。當小米成稠粥狀時，加入適量冰糖，即可食用。

○ 食用方法 ○

可常食，三餐搭配食用皆可。

藥理說明

燕窩自古以來為宮廷及達官貴人常服的駐顏補養之品，能潤養肺陰、健脾生津，使肺得到滋養，皮膚滑潤亮麗，脾氣健運而氣血生化旺盛，長駐容顏。小米益腎、和中，輔助燕窩養顏美容，青春永駐。

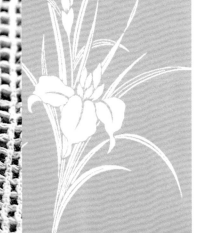

美白

西紅柿白茋粥

功效　健脾益胃、補氣生津、養心安神、消腫生肌。適用於營養不良、氣短乏力、貧血、心悸等症，對食道癌、胃癌、腸癌、肝癌、胰腺癌等惡性腫瘤有良效。具有抗衰老和抗癌作用，常服本粥對治療多種癌症有輔助作用，被稱扶正抗癌之藥膳。

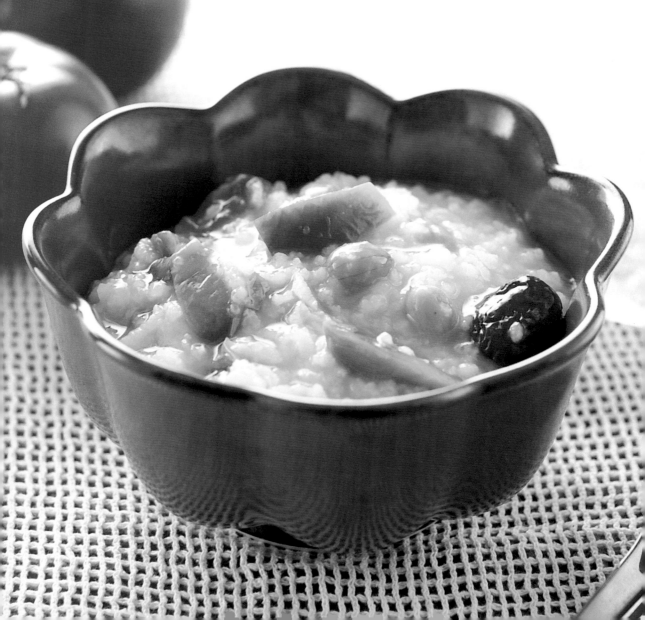

材料與配方

新鮮西紅柿(番茄)100 克
落花生 50 克
紅棗 10 粒
白芨粉 5 克
白米 100 克

食用禁忌

無

○ 調理方法 ○

1 將西紅柿（番茄）洗淨切碎。

2 把花生與紅棗置於鍋中，加水煮熟。

3 加入洗淨的白米煮成粥，待粥將熟時，放入西紅柿（番茄）及白芨粉調勻，再一起煮沸即可服用。

○ 食用方法 ○

每日早晚溫熱服食，可常食。

藥理說明

白芨歸肺、肝、胃經，消腫生肌、潤夫澤。本粥均含有多種營養成分，為強壯身體、延年祛病、抗老抗癌之佳品。

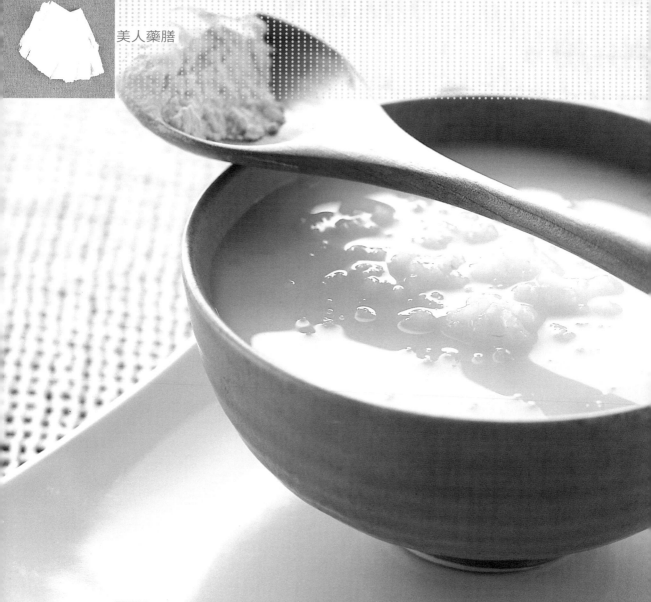

美白

牛奶茯苓粥

功效 益肺胃、利水消腫、抗癌,適用於老年浮腫、糖尿病、癌性腹水及癌症化療者,化療期可輔助治療。

材料與配方

牛奶 100 毫升
白茯苓粉 50 克
粳米（即白米）100 克
白糖 適量

食用禁忌

老年脫肛者忌服用。

○ **調理方法** ○

1 先將粳米淘洗乾淨放入鍋內，加水適量煮成粥。

2 待粥將熟爛時，加入白茯苓粉、牛奶調勻同煮成稠粥即可。

○ **食用方法** ○

食前加白糖即可食用。

藥理說明

中醫認為牛奶味甘、氣微寒，為牛的血液所化，有很高的營養價值和保健作用。白茯苓歷來被視為「成仙之藥」。《本草綱目》記載：「茯苓能清上實下。」為滋補益壽良藥。常食用牛奶茯苓粥不但保健益壽，而且是防癌的美食。

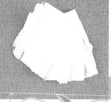

美白

玉竹荸薺粥

功效　滋肺養陰、生津潤顏，常食玉竹荸薺粥有美白淡化斑點之效果。

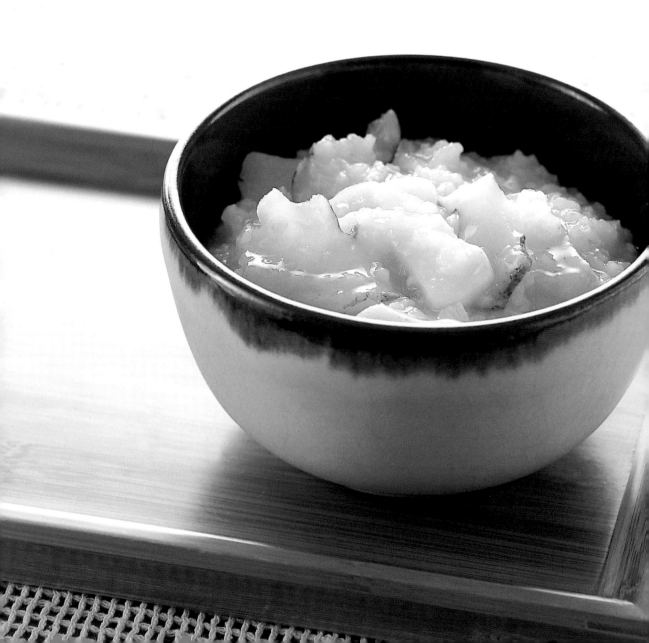

材料與配方

鮮荸薺（去皮）100 克
玉竹 15 克
白米 100 克

食用禁忌

無

○ **調理方法** ○

1 將鮮荸薺去皮、洗淨、切開。

2 玉竹洗淨切成小段，泡水備用。

3 玉竹、荸薺、白米同置鍋內，加水適量煮
成粥即可食用。

○ **食用方法** ○

每日早晚餐食用，可以常服用。

藥理說明

玉竹具養陰潤燥、咽乾口渴、內熱消渴的功效。
荸薺其性味甘，有清熱除煩、潤燥滑腸的功效。
臨床上常使用荸薺治療溫熱病，後期的傷陰口
渴，肺燥便結等症。

《神農本草經》稱玉竹為女萎，列為藥中上品，
謂其久服去面黑斑，好顏色、潤澤，其大補肺
陰，養陰生津，使肺得到潤養，外布津液，滋潤
皮膚，使面部皮膚潤澤光滑。

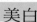

美白

杏仁牛乳粥

功 效 補虛損、益肺胃、生津潤腸,並有防癌作用。杏仁、牛乳、糯米煮粥,對人體具有直接或間接的防癌治癌與保健的益處。

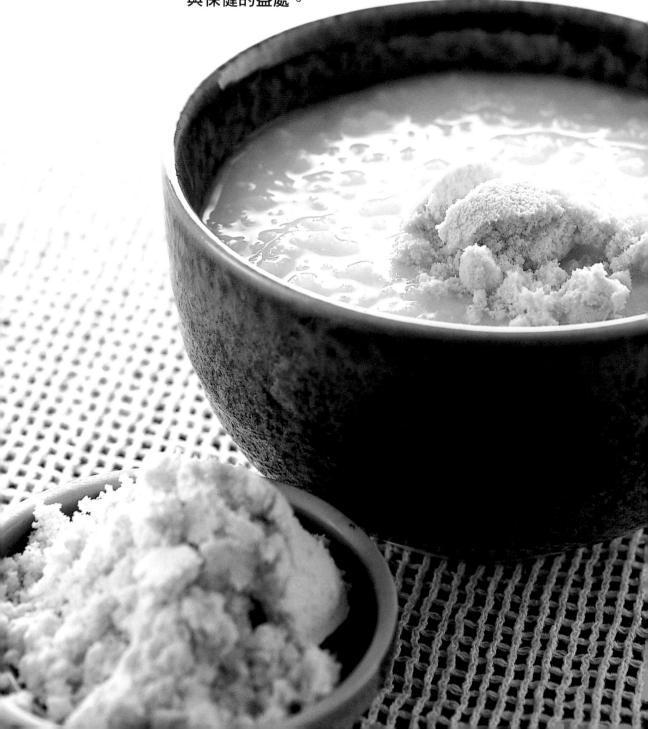

藥膳

美白／杏仁牛乳粥

材料與配方

糯米 100 克
牛奶 250 毫升
杏仁粉 20 克
白糖 適量

食用禁忌

製作杏仁粉時必須去核，以免苦杏仁甘中毒。

○ 調理方法 ○

1 將糯米置於鍋中，加水煮成粥。

2 快煮熟時加入牛奶、杏仁粉調勻，稍煮片刻，再加白糖即可食用。

○ 食用方法 ○

每日早晨空腹溫熱食用，可以常服。

藥理說明

《壽親養老新書》記載：「牛乳最適合老人，平補氣血，益心，長肌肉，令人健康。」可見它有高品質的保健作用。杏仁，相傳三國時期吳人董奉以杏果換米以救濟貧窮百姓，得活者不勝枚舉，後人尊稱他為董真君。

美白

橘絡湯

功效 解熱、祛痰、潤膚美白。

材料與配方

橘子 2 斤
小湯圓 100 克
雞蛋 1 顆
白糖 50 克

食用禁忌

無

○ 調理方法 ○

1 橘子去皮取橘肉和橘絡備用。

2 將雞蛋打散，待用。

3 鍋內加水煮沸後，放入小湯圓煮熟。

4 加入步驟 1 的橘肉和橘絡、白糖燒透，
再將蛋倒入攪拌即成。

○ 食用方法 ○

可常食，三餐搭配食用皆可。

藥理說明

橘子皮內和橘瓣外表上的白色筋絡，就是中藥橘
絡，能通絡、行氣、化痰，可治療痰滯經絡、胸
悶胸痛。

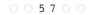

美白
升麻白芷葛根湯

功效 補中升陽、祛風燥濕、白面駐顏。

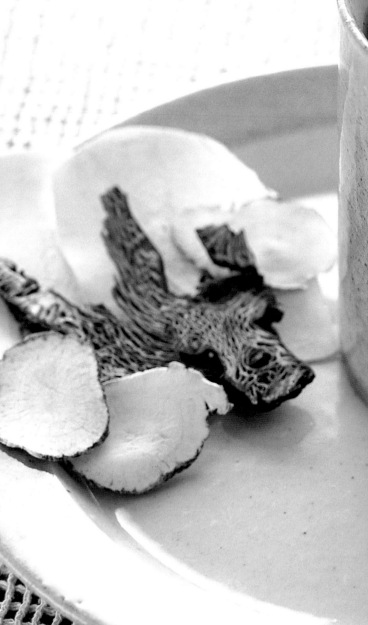

材料與配方

升麻 6 克
防風 10 克
白芷 10 克
芍藥 4 克
倉朮 4 克
黃耆 8 克
人參 8 克
葛根 20 克
甘草 4 克
紅棗 5 粒
薑 5 片

食用禁忌

無

○ **調理方法** ○

將左列藥材加水 500 毫升，熬煮濃縮至 300 毫升即成。

○ **食用方法** ○

每天早晚服用 2 次（本方分量偏小，讀者可按需求依原本的比例，適當增加藥材的分量）。

藥理說明

升麻歸肺、大腸、胃、脾經，溫熱解毒。防風具有抗菌、抗過敏、提升免疫功能及預防感冒的效用。白芷溫潤肌膚與防止面皰產生。葛根消除頸、背部肌肉緊張，有鬆弛解熱作用以及降血糖。紅棗可補脾順血氣。

抗老

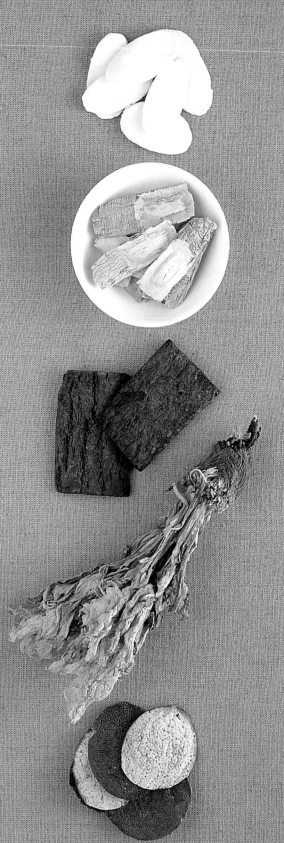

　　根據醫學報導，人的老化現象是從年輕的時候就開始了，無論你怎麼做，都無法抵抗它，這是命定的歲月流失，只不過是早晚的差異罷了，因為身體任何器官，都會隨著年齡的增加而愈益疲憊，功能也會漸漸萎縮，抵抗力、免疫系統慢慢退化，很容易就得病。

　　為了避免老化，人類不斷研究尋求長生不老之藥，卻總是無法達到；目前歐美國家發覺荷爾蒙的減少與老化

現象有很大的關係，於是普遍服用或注射荷爾蒙劑，可是過多的荷爾蒙會使代謝作用趨於混亂，過少卻會使機能無法正常活動。但經現代中藥藥理研究報告，有許多藥膳能提升免疫功能、防癌以及抗老防衰之功用。

目前整個大環境充滿空氣污染、農藥殘留等問題，建議讀者多吃具有滋養強壯的食物，自然能達到防止老化的效果。

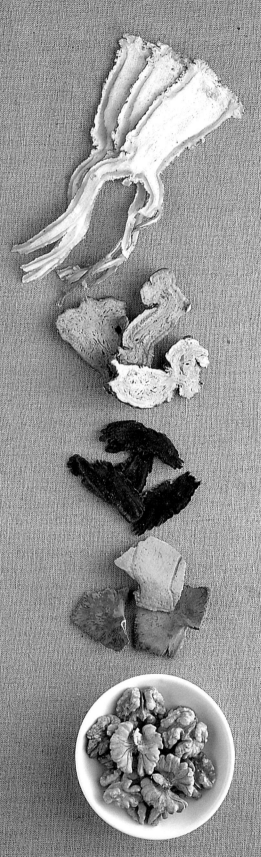

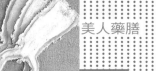

抗老

桃杞雞卷

功效 抗老防衰。

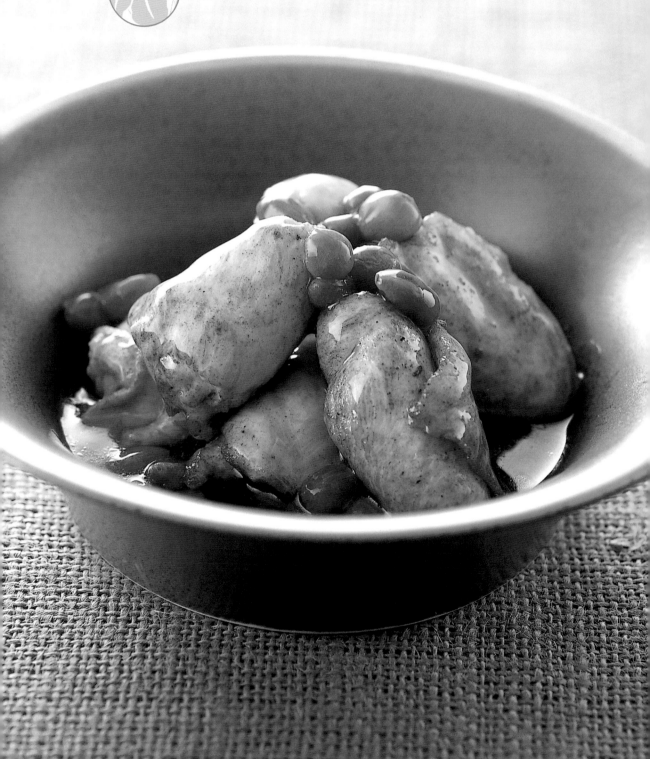

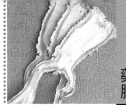

材料與配方

雞肉 300 克
核桃仁 50 克
枸杞 50 克
蛋清 25 克
油 250 克
鹽、味精 適量
太白粉 適量

食用禁忌

無

○ **調理方法** ○

1 將 200 克雞肉切成大薄片，剩下 100 克剁成泥狀待用。

2 核桃仁在鍋中用油炸熟後壓成粉末。

3 將核桃仁末與雞肉泥、鹽、味精攪勻成餡。

4 將餡放在雞片上，用手捲起，封口處沾上蛋清，放入鍋中炸熟，取出盛盤中待用。

5 枸杞加水煮 2 分鐘後，加鹽拌勻，太白粉勾芡，倒入雞卷盤中即成。

○ **食用方法** ○

可常食，三餐搭配食用皆可。

藥理說明

核桃仁性味甘溫，入肺、腎、肝經；枸杞性味甘平，歸肝、腎經，有滋陰補血、益睛明目、保肝、降低血糖與膽固醇的作用。

抗老

紅棗黃魚

功效 抗老防衰。

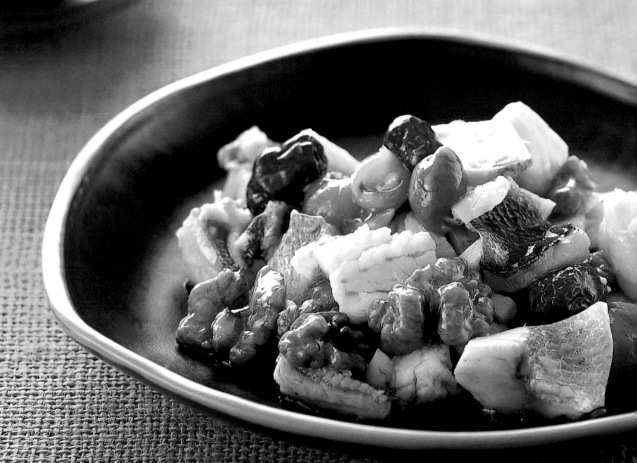

材料與配方

鮮黃魚肉一條
紅棗 10 粒
桂圓肉 20 克
核桃仁 3 個
油 25 克
蔥 適量
薑 適量
料理米酒 10 克
鹽 適量
香油 少許

食用禁忌

無

○ 調理方法 ○

1 黃魚洗淨切成塊，瀝乾待用。

2 桂圓肉、紅棗、核桃仁加水燉至半熟，取出待用。

3 起油鍋放入蔥、薑末爆香。

4 放入魚塊，加水適量，翻炒片刻。

5 加入步驟 2 及鹽、料理米酒等調味料炒熟，淋上少許香油即成。

○ 食用方法 ○

隨時可食。

藥理說明

黃魚性味甘溫，具有健脾開胃、安神等功效，雖有大、小黃魚之分，但功用相同，據《中國海洋生物》記載：「大黃魚可治食道癌和胃癌，對腸癌便秘者尤為適用。」黃魚不僅美味，還是很好的保健抗癌食物。

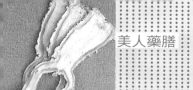

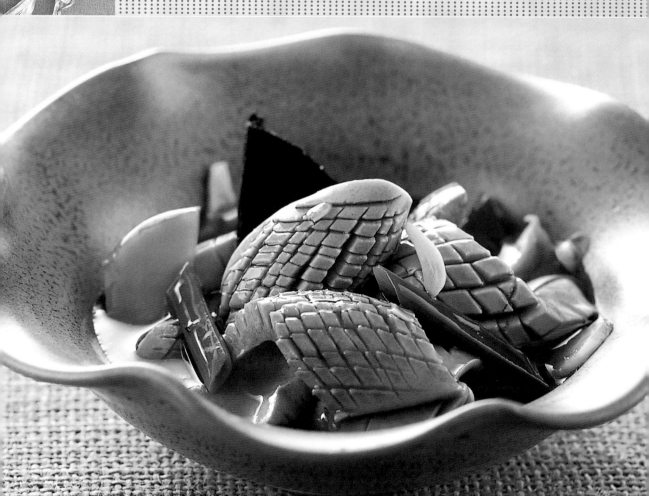

抗老

杜仲腰花

功效　補腎壯筋骨，抗老防衰。

材料與配方

杜仲 6 克
豬腰 125 克
太白粉 10 克
紹興酒 12 克
味精 0.5 克
醬油 20 克
食鹽 2.5 克
白糖 1.5 克
生薑 5 克
蔥 25 克
油 50 克
花椒 0.5 克
大蒜 5 克
醋 1 克

食用禁忌

急性發炎期禁用。

○ 調理方法 ○

1 杜仲加適量清水熬成濃汁約 25 毫升，將太白粉、紹興酒、味精、醬油、食鹽、白糖混成芡汁待用。

2 豬腰剖成兩片洗淨，切成腰花，生薑、蔥洗淨，薑切成小片，蔥切成小節，待用。

3 用大火熱油鍋放入花椒，再放入腰花、蔥、薑、大蒜快速炒勻。

4 倒入芡汁和醋，翻炒均勻，起鍋即成。

○ 食用方法 ○

可常食，三餐搭配食用皆可。

藥理說明

杜仲補肝腎、壯筋骨、降血壓。主食豬腰富營養，可理腎氣、通膀胱，又能引藥入腎，藥食合用，共奏補腎健骨之功。同時對於腎虛腰痛、腿軟、陽萎、頻尿，尤其夜尿增多症，十分有療效。本方可作腎炎、高血壓、性功能低下患者（男、女）之膳食，無病食之，亦可強健筋骨。

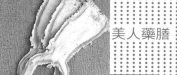

抗老

養顏酒

功效 養血、潤膚、美容養顏。

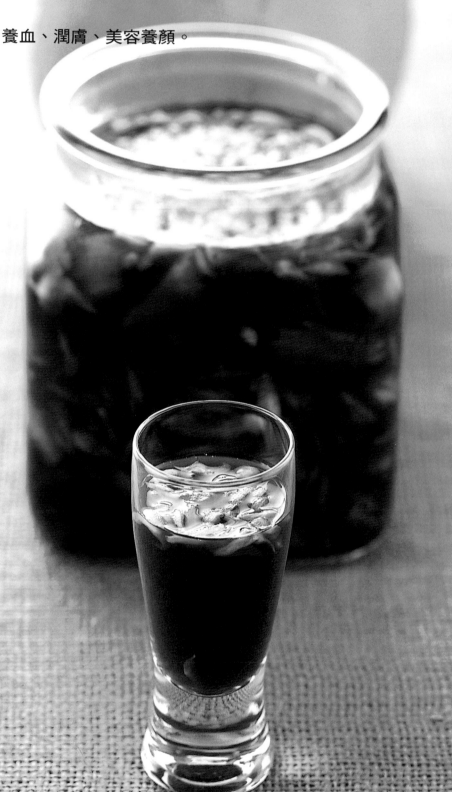

材料與配方

柚子 5 個
當歸 40 克
芍藥 40 克
地黃 40 克
白酒 4000 毫升
蜂蜜 50 毫升

食用禁忌

無

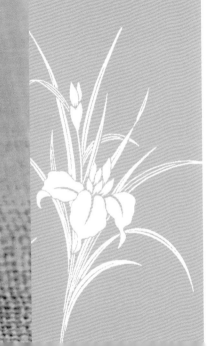

○ 調理方法 ○

1　將柚子切成 2 ～ 3 公分大丁塊，並將地黃、當歸、芍藥全部裝入罐內。

2　加白酒浸泡 3 個月。

3　飲用時濾渣，再加入蜂蜜即可。

○ 食用方法 ○

每次 20 ～ 40 毫升，可加蜂蜜一起飲用，每日一次；貧血患者，每日服 2 ～ 3 次。

藥理說明

經現代醫學證明，柚子從藥物成分分析含有較高的維生素 A、C，有消除皮膚黑色素沉著，防止皮膚老化的功用。當歸、芍藥、地黃三味藥是中醫四物湯的主要組成部分，能補血養容，再配上美容聖品蜂蜜，這五味入酒，藉酒為藥引行於面部，達到養血駐顏的功效。

抗老

人參黃耆粥

功效 補中益氣、補脾肺、抗老防衰、扶正抗癌之作用。

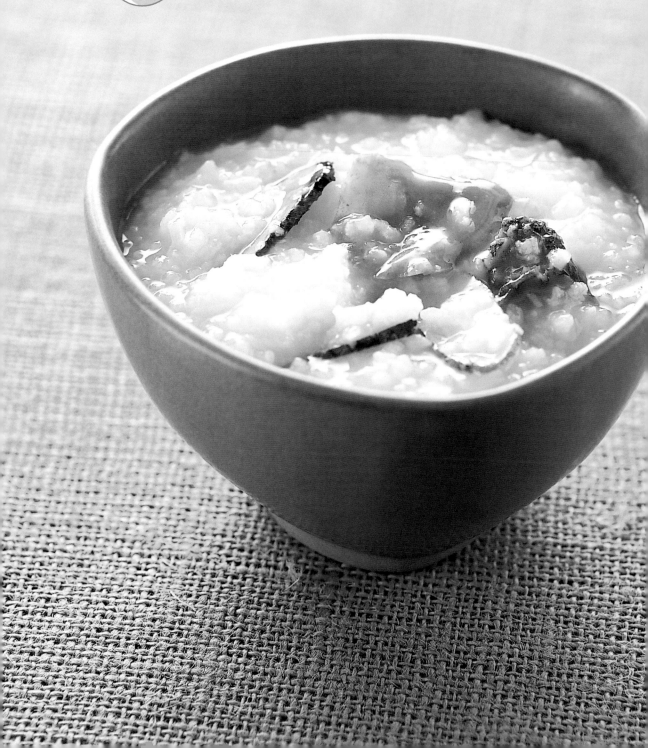

材料與配方

人參 5 克
黃耆 10 克
白米 60 克
冰糖 適量

食用禁忌

勿同食蘿蔔、濃茶、
螃蟹、綠豆，外感發
熱及內熱便秘者勿
食。

○ 調理方法 ○

1 將人參、黃耆研磨成粉末（或切片置入鍋
中慢火煮成濃汁）。

2 將步驟 1 的粉末或濃汁與白米、冰糖同
入鍋，加水適量煮成粥，即可食用。

○ 食用方法 ○

每日早餐空腹溫熱服食。

藥理說明

人參是冬令進補的名貴中藥，久享盛譽。味甘、
微苦，微溫不燥、入脾、肺二經，善補脾肺之
氣，脾肺氣足則一身氣皆旺，故為大補元氣之
品。黃耆味甘性溫，具有補氣升陽，固表止汗之
功，尤其對癌症體虛者，以及癌症手術後虛弱
者，有輔助治療作用，故黃耆不失為扶正抗癌的
妙食。

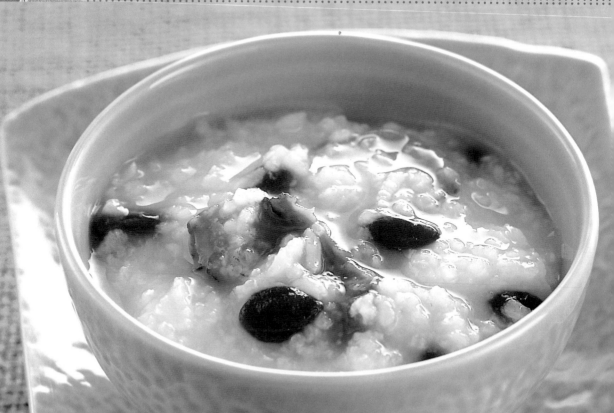

抗老

人參枸杞粥

功效 滋補肝腎、益精明目、抗衰老、扶正抗癌。

材料與配方

人參 5 克
枸杞 25 克
白米 80 克
冰糖 適量

食用禁忌

凡外感發熱或內熱者忌食。服人參均禁服蘿蔔、濃茶。

○ 調理方法 ○

1 將人參片置入鍋中，用慢火煮成濃汁。

2 把洗淨的白米及放入鍋內，加適量的水煮沸熱。

3 放入人參濃汁及枸杞，煮成粥，食前加少許冰糖即可食用（可不加）。

○ 食用方法 ○

每日早晚餐空腹溫熱服食。

藥理說明

人參味甘、微苦溫，歸脾、肺、心之經，善補脾肺之氣又寧神益智，脾為後天之本，氣血生化之源，肺主一身之氣，脾肺氣足則一身氣皆旺，故為大補元氣之品。枸杞又稱長壽果，《本草綱目》記載：「枸杞滋肝腎、潤肺、明目。」益精血，既能化氣，又可生血，氣血旺盛，則面部榮潤。唐朝大詩人劉禹錫詠之云：「上品功能甘露味，還知一勺可延齡。」

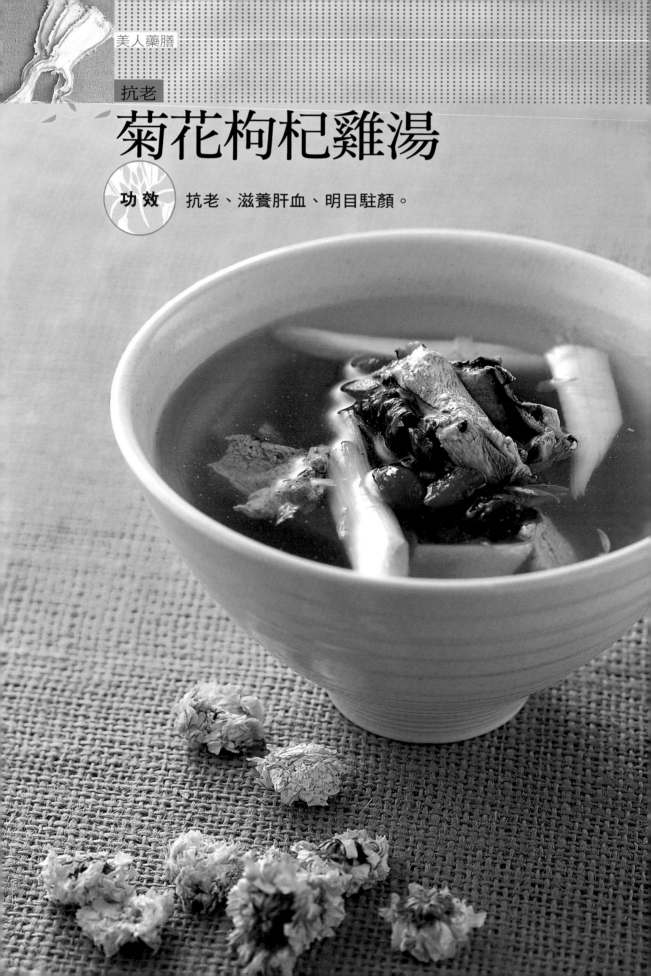

抗老

菊花枸杞雞湯

功效 抗老、滋養肝血、明目駐顏。

材料與配方

烏骨雞 600 克
菊花 15 克
枸杞 20 克
生薑 5 克
蔥 1 根
米酒 5 克
胡椒粉 適量
食鹽 適量

食用禁忌

無

○ 調理方法 ○

1 烏骨雞洗淨切塊。
2 薑切片、蔥切段備用；枸杞、菊花洗淨備用。
3 鍋內加水適量，將雞、蔥、薑、米酒、胡椒粉同下鍋。
4 先用大火煮沸，除去湯面上浮物，再改用小火燉 1 小時，再將枸杞、菊花入鍋 20 分鐘，放鹽調味即可。

○ 食用方法 ○

分餐吃肉、喝湯，枸杞、菊花也可食用。

藥理說明

菊花為古代延年美容常用品，詩人屈原曾「夕餐秋菊之落英」以求容顏永駐。傳統醫學認為，菊花、枸杞有養肝血、養顏美容、延年益壽之功效，如《本草綱目拾遺》中記載著菊花養肝血、悅顏色、清風眩、除熱、解渴、明目，而枸杞性味甘平、有益顏色、澤冗膚益智、壯陽等作用。烏骨雞燉服是抗衰老、駐容顏、保持青春活力的理想食療品。

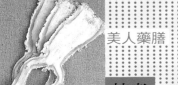

美人藥膳

抗老

雪花黨參湯

功效 適用於脾腎虛寒、腰膝酸軟無力、四肢冰冷，女性月經不調、氣色暗沉、水腫虛胖、小便不利等症狀，更是保持身材、抗老、防皺最佳的美容養顏聖品。

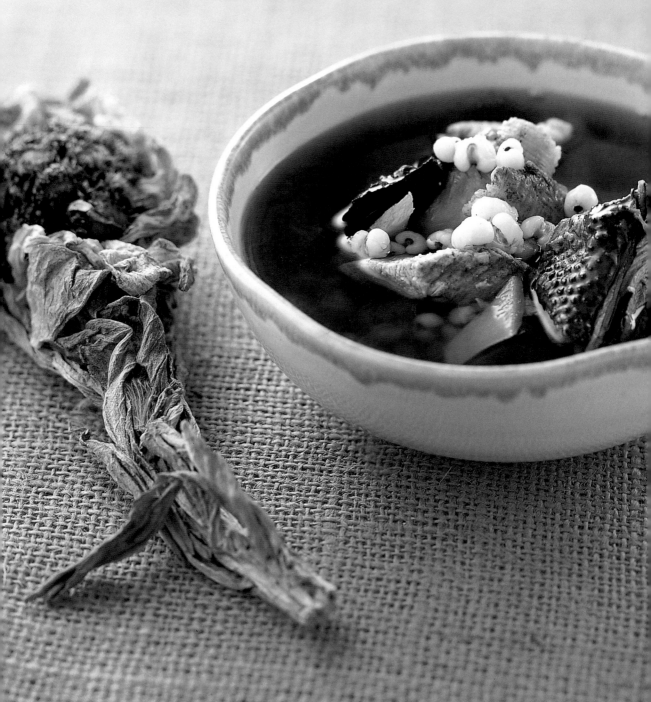

材料與配方

雪蓮花 20 克
黨參 50 克
玄參 5 克
薏仁 300 克
烏骨雞 1 隻
生薑 15 克
蔥白 20 克

食用禁忌

無

○ **調理方法** ○

1 將雪蓮花、黨參、玄參分別洗淨，切成小段，用紗布包好待用。薏仁洗淨後另用紗布包好（薏仁須先泡水 2 小時）。烏骨雞洗淨備用。

2 將藥材包放入鍋中加水煮，用小火煮 1.5 小時，將洗淨的烏骨雞與拍碎的生薑、蔥白下入鍋中，先用大火將湯煮沸，接著改用小火燉 30 分鐘左右。

3 取出藥材包丟棄，再把煮熟的薏仁從袋中撈出，解開抖散放入鍋內，加些鹽略調味即可。

○ **食用方法** ○

可常食，三餐搭配食用皆可。

藥理說明

雪蓮花有補腎壯陽、調經、止帶、止血作用，配合黨參、玄參可以補充益氣。玄參還能協同薏仁健脾利濕以消水腫，配合雪蓮花溫通經絡以除疼痛，並以溫補的雞肉燉湯服用，達到溫補脾腎、行氣、行水通調的功效。

抗老

阿娜多姿湯

功效 此湯汁濃、色白、甘甜清香、營養潤補，有散虛扶
贏、嫩膚美容功能，能使女子發育均勻，體態曲線優
美，皮膚具有彈性，減少皺紋等。

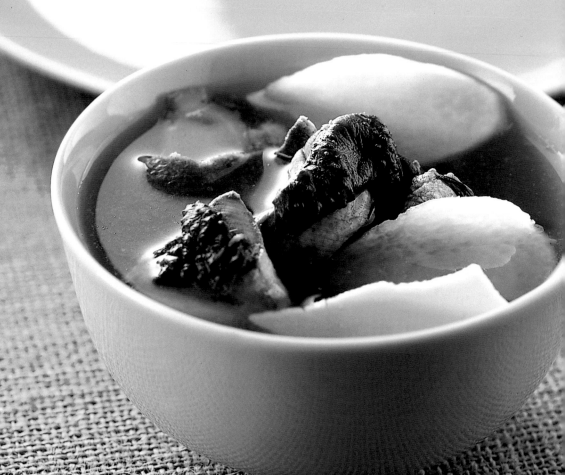

材料與配方

烏骨雞 1/2 隻
茯苓 20 克
紫河車 10 克
白朮 20 克
淮山 20 克
陳皮 6 克
鹽、香油 適量
薑片 適量

食用禁忌

無

○ **調理方法** ○

1 烏骨雞切塊洗淨，熱水汆燙待用。

2 烏骨雞、茯苓、淮山、白朮、紫河車、陳皮一起放入砂鍋內，用大火煮開再轉至小火煮 1.5 小時。

3 起鍋加入鹽、香油、薑調味即可。

○ **食用方法** ○

倒出熱湯，即可食用。

藥理說明

紫河車性甘味、微溫含卵巢激素及多種胺基酸。茯苓性平無毒，歸心、脾、腎。淮山性平無毒，歸脾、肺、腎經，能健脾補虛，滋精固腎，補肺氣、益肺陰，是營養價值極高的食品。藥食同源諸味藥材合用，主要通過滋養臟腑，補氣血，疏通經絡，來達到美白、消除皺紋，駐顏悅色的目的，是抗老、養顏美容最佳聖品。

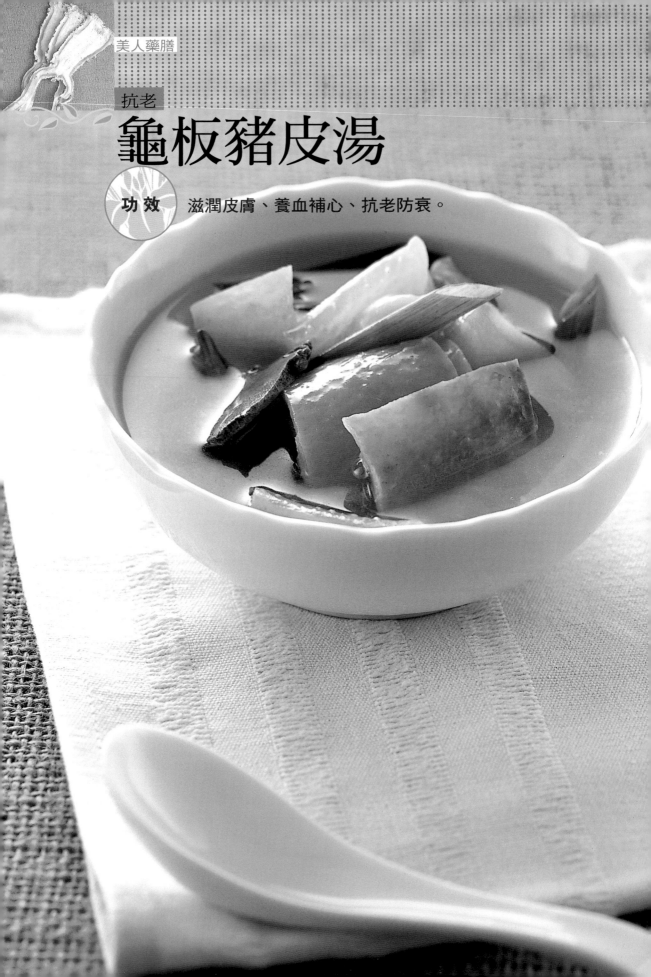

美人藥膳

抗老

龜板豬皮湯

功效 滋潤皮膚、養血補心、抗老防衰。

材料與配方

豬皮 50 克
龜板 15 克
薑、蒜、蔥 適量
黃酒、味精 少許

食用禁忌

龜板性寒,故脾虛或寒虛者忌服。單味豬皮無忌。

○ 調理方法 ○

1　豬皮清毛洗淨切塊與龜板、薑、蒜置入鍋內,加適量水煮湯 60 分鐘。

2　煮沸後去浮沫,再加入適量蔥,少許黃酒和味精即可飲食。

○ 食用方法 ○

可常食,三餐搭配食用皆可。

藥理說明

現代醫學證實,豬皮中含有極豐富的膠原蛋白,有防治皮膚衰老、減少皺紋、頭髮枯焦、皮膚粗糙等作用。龜板味甘,歸心、肝、腎三經,含有骨膠原、鈣、磷等多種胺基酸,具有補血、滋陰、潛陽、益腎健骨、養血補心等功效。

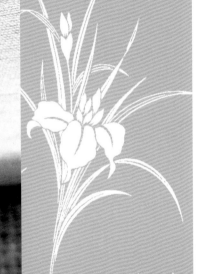

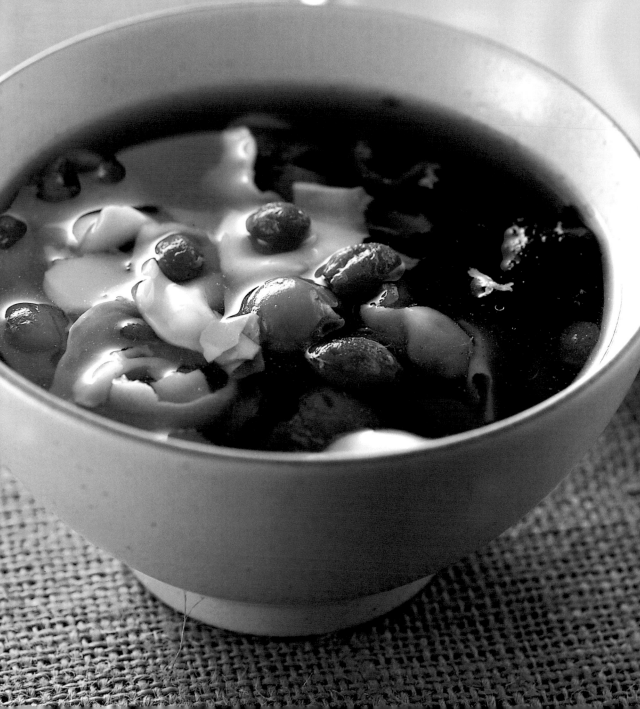

美人藥膳

抗老

延壽湯

功效 補腎強身、潤肺養陰、補心長智。

材料與配方

枸杞 10 克
龍眼肉 10 克
炙黃精 10 克
雞蛋 4 顆
冰糖 適量

食用禁忌

無

○ 調理方法 ○

1 枸杞、龍眼肉、炙黃精均洗淨，待用。

2 鍋置中火，加清水約 750 毫升，放入步驟 1 的三味藥物同煮。

3 煮沸後約 15 分鐘把雞蛋打破入鍋打成蛋花，同時將冰糖倒入鍋中，煮熟即成（冰糖分量可視口味增減）。

○ 食用方法 ○

每日服用一次，連服 7 日。

藥理說明

本方由枸杞、龍眼肉、炙黃精同用，加強潤肺滋陰的效果，對肺燥咳嗽、氣血虛弱、智力衰退等症有很好的療效。本方可作腎虛腰痛、面黃肌瘦、年老體衰，延年益壽之膳。

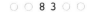

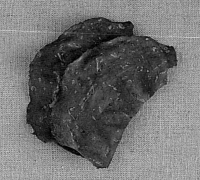

烏髮

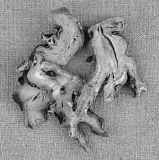

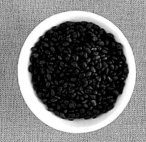

中醫學說是以整體觀念和辯證施治理論做指導，其中在生理功能上提到：「腎者，其華在髮。」意思是頭髮的生長與脫落、潤澤與乾枯，除仰賴腎中精氣的充養，還需依賴血液的濡養。人體的某一局部的病理變化，往往與全身臟腑、氣血、陰陽的盛衰有關，唯有五臟、六腑的功能通達、氣血勻暢，才會有健康身體、容貌美麗的體現。最近受大環境的影響，許多人出現精神壓力過大的現象，總覺得

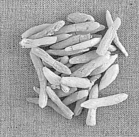

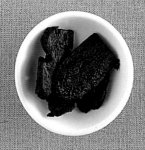

精神容易疲勞、身體不對勁，甚至有的人還出現嚴重掉髮的情況。

　掉髮的問題，主要源於腎經失調，在傳統醫學觀點，腎為作強之官，五臟之根本，主骨藏精、具生長、發育、生殖與水液代謝。因此，想要擁有美麗的秀髮，只是選用各式的洗、護、潤髮劑，其實是只做了一半的功夫，從內而外的濡養是不能偏廢的。

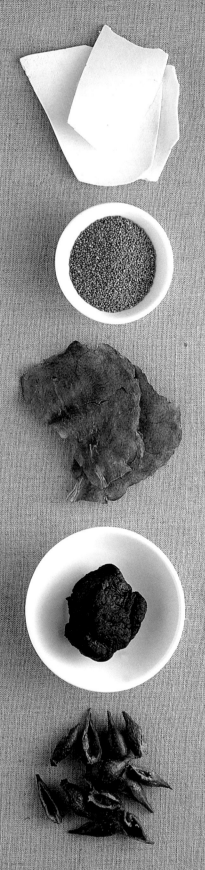

烏髮

烏髮果凍

功效 可防治毛髮早白、掉髮，對經常腰、腿酸軟、性功能
失調、陽萎、早洩、遺精、不孕者一樣有效。

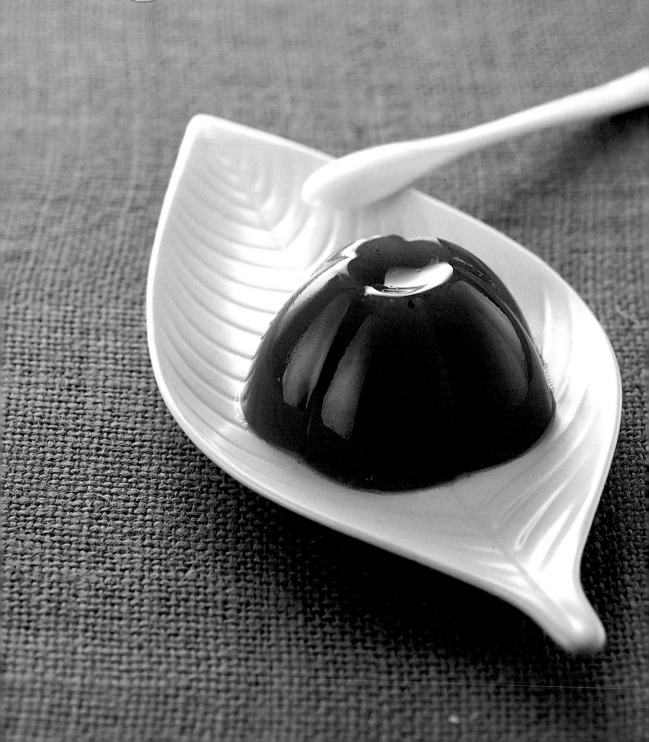

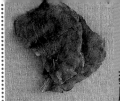

材料與配方

龍眼肉 50 克
荔枝肉 50 克
葡萄乾 50 克
黃精 10 克
麥冬 10 克
桑椹 10 克
金櫻子 10 克
覆盆子 10 克
山茱萸 10 克
洋菜粉 100 克
砂糖 適量

食用禁忌

無

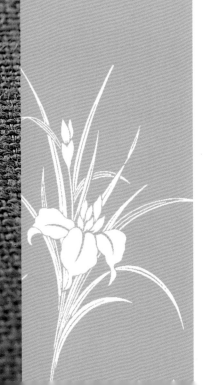

○ 調理方法 ○

1 將龍眼肉、荔枝肉、葡萄乾、黃精、麥冬、桑椹、金櫻子、覆盆子、山茱萸以冷水洗淨備用。

2 鍋中加入超過步驟 1 藥材上方約 5 公分的水量，用大火煮沸，再調至小火煮約 30 分鐘，將煮成濃稠的汁液倒出。

3 將步驟 2 的藥材保留，加入約步驟 2 煎煮藥材時一半的水量以大火煮沸，再轉至小火煮 20 分鐘。

4 把步驟 2 和步驟 3 所取出的汁液攪拌混合均勻。

5 加入砂糖，調入洋菜粉。

6 將步驟 4 倒入小碗或模具中，置冰箱中儲存，冷卻成型。

○ 食用方法 ○

可經常食用，配飯食用或可當飯後甜點。

藥理說明

本品所含龍眼肉、荔枝肉、葡萄乾、黃精可補養心、脾、腎。麥冬既滋養心、脾、腎之陰，又清熱降虛火；金櫻子、覆盆子、山茱萸補腎、收攝精氣。這些藥材搭配使用，具有生髮、健髮的功效。

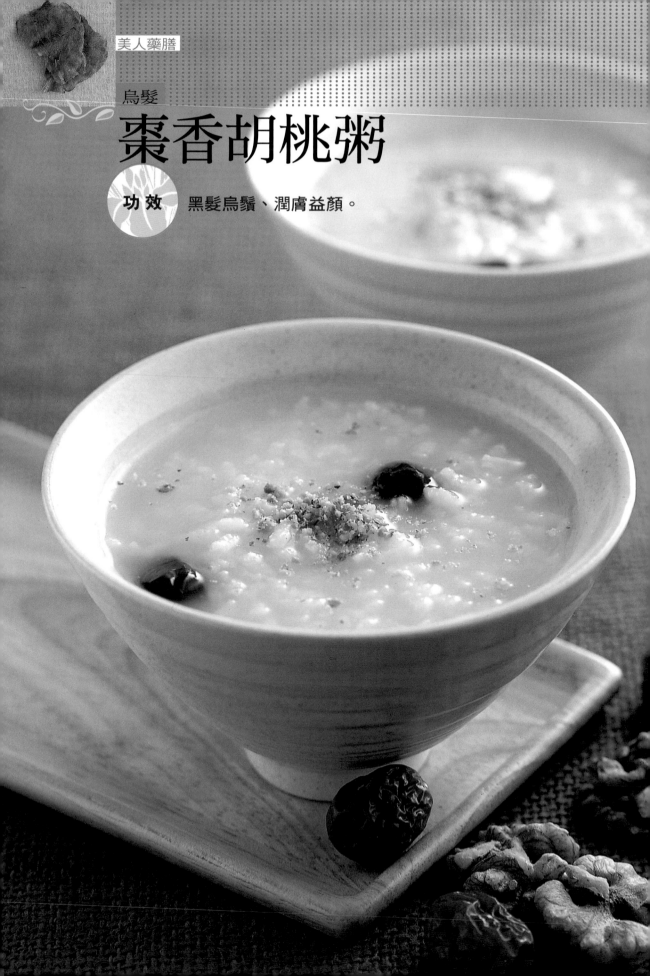

美人藥膳

烏髮

棗香胡桃粥

功效 黑髮烏鬚、潤膚益顏。

材料與配方

胡桃 20 克
紅棗 10 粒
白米 80 克

食用禁忌

無

○ 調理方法 ○

1 先將胡桃去皮研粉（這樣吸收能力較好）、白米洗淨。

2 紅棗用溫水洗淨，切開放入裝有白米的鍋內。

3 再加入適量的水及胡桃粉，煮成粥狀，即可食用。

○ 食用方法 ○

早晚空腹食用。

藥理說明

紅棗具補血之效。白米有健脾作用，脾氣健運，則氣血充足、面容紅潤、防病保健、駐顏美容。核桃味甘、溫，入腎、肺、肝經，具補腎養血，潤肺納氣。

胡桃其果肉營養豐富，有強身補腦作用，健脾、補血、潤膚益顏、黑髮烏鬢。據說慈禧太后年老面容不衰，與她常吃胡桃、紅棗有關。現代研究證實，常食棗香胡桃粥，能發揮延年駐顏功效。

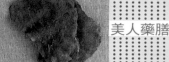

烏髮

首烏菟絲燉烏雞

功效 養顏美容、烏鬚髮、滋陰補腎、強筋骨，適用於鬚髮
早白、男人遺精、早泄，效果良好。

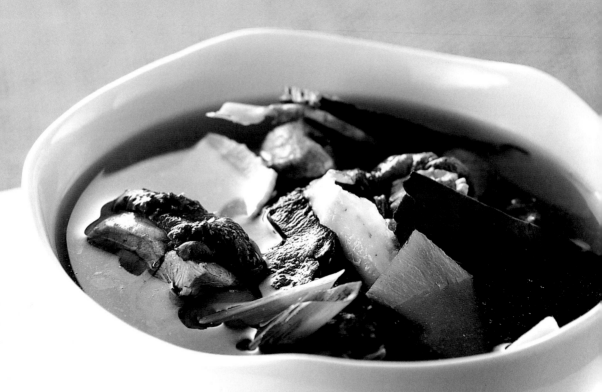

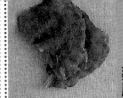

材料與配方

牛膝 25 克
何首烏 30 克
茯苓 30 克
當歸 20 克
枸杞 25 克
菟絲子 20 克
補骨脂 10 克
烏骨雞 1 隻
薑 5 克
蔥 10 克
米酒 10 克
鹽 4 克
味精 3 克
胡椒粉 3 克

食用禁忌

無

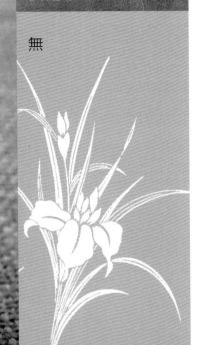

○ 調理方法 ○

1 將左列所有藥材洗淨，裝入紗布袋內，把口紮緊。

2 薑拍鬆，蔥切段。

3 將烏骨雞、藥材包、薑、蔥加米酒一起放入燉鍋內，加水 3000 毫升，用大火煮開後再用小火燉煮 45 分鐘。

4 最後加鹽、味精、胡椒粉拌勻即成。

○ 食用方法 ○

每日 1 次，每次配飯食用。

藥理說明

牛膝，補肝堅、強經骨。茯苓去皮，成赤色者為赤茯苓，成白色者為白茯苓，白茯苓健脾，含大量卵磷脂成分，對皮膚有益。補骨脂，又名破故紙，歸脾、腎二經，增強免疫、內分泌功能、抗老延壽。菟絲子，味甘性平，入脾經、肝經與腎經，益精養血，有明目之功。

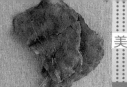

烏髮

首烏肝片

功效 補肝、腎、精血，具烏髮明目之效。

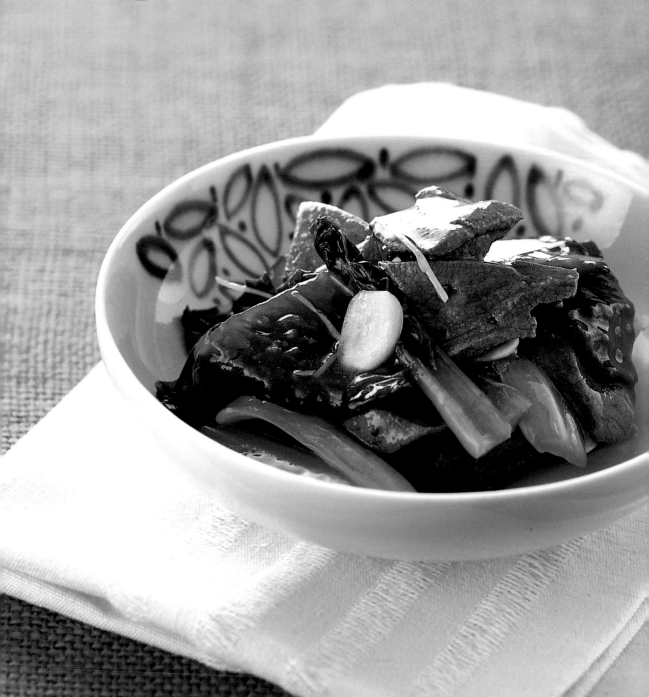

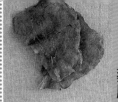

材料與配方

炙首烏 15 克
豬肝 120 克
木耳 10 克
青江菜 少許
紹興酒 5 克
醋 2.5 克
食鹽 2 克
澱粉 12 克
醬油 12 克
蔥、蒜、薑各 10 克
香油 適量

食用禁忌

何首烏不宜與蘿蔔同時服用，有互相抵銷的作用。

○ 調理方法 ○

1 首烏加水適量煎至 10 毫升的汁液備用。

2 將豬肝洗淨後，切成 4 公分長，2 公分寬。

3 薑、蔥、蒜洗淨後，蔥、薑切成絲，蒜切成片，青江菜洗淨切段，木耳洗淨切片備用。澱粉加水。

4 將豬肝片加入首烏汁和少許食鹽，用約 1/2 的澱粉液攪拌均勻。

5 將首烏汁、醬油、紹興酒、食鹽、醋和剩餘的澱粉液攪拌。

6 汆燙豬肝，撈起。

7 熱油鍋至七、八分熱，放入蒜片、薑絲爆香，將豬肝片與木耳及青江菜入鍋內翻炒幾下，倒入步驟 5 的汁液拌炒；淋少許香油，下蔥絲，起鍋即成。

藥理說明

何首烏又稱首烏，但因首烏原有毒性，需經處理方能食用，現在去中藥店買到的首烏，大多是經過泡製處理過的，也就是炙首烏。本方炙首烏補血烏髮，是古代著名的抗老益壽藥。豬肝養分豐富，以形補形，養血明目為主食，再摻木耳，共奏補肝腎、益精血，烏髮明目，對視力減退、鬚髮早白是有功效的。

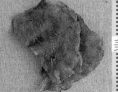

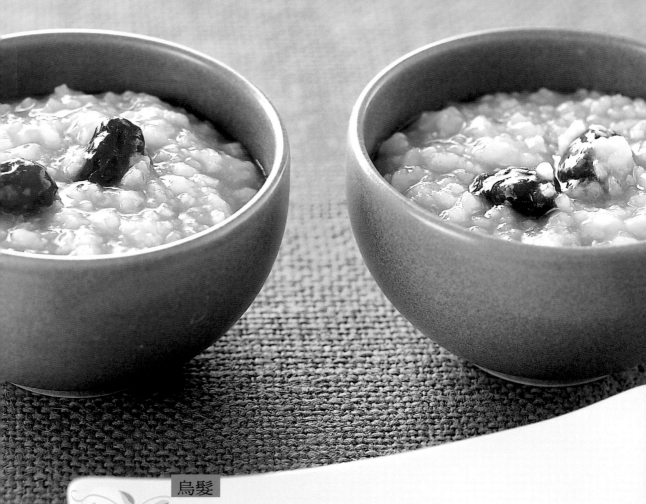

烏髮

首烏茯苓粥

功效 烏髮、養顏美容、防老去皺、健脾安神、益肝腎。

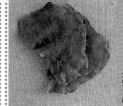

材料與配方

炙首烏 25 克
白茯苓 20 克
白米 50 克
紅棗 8 粒
紅糖 適量

食用禁忌

1　煎煮時，注意忌用鐵鍋。

2　服粥期間忌吃蔥蒜。

○ 調理方法 ○

1　將炙首烏切成片加白茯苓放入鍋中，煎取濃汁、去渣。

2　將步驟 1 的濃汁同白米、紅棗入砂鍋煮成粥，粥將稠時，放入少許紅糖以調味，再煮沸一、二次即成。

○ 食用方法 ○

早晚空腹食用，每 10 天為一療程，療程結束後可間隔幾天再服用，或可隨時服用。

藥理說明

《本草綱目》記載，首烏能益壽延年，久服成仙而得名。茯苓性味甘、淡、平，歸心、肺、脾經，具補腦強身，健脾和胃，寧心安神。

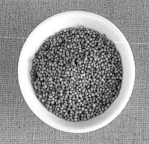

減重

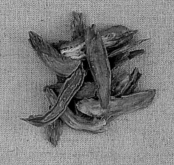

胃口太好、消化功能雜亂、嘴饞、大魚大肉、吃不飽，這些行為都是導致肥胖的因素，一般人日常生活中吃到的食物大多是高熱量、高脂肪，這些東西很容易導致內臟的淤濁、腎氣化功能失調，而影響到內分泌系統或新陳代謝異常，造成肥胖現象。

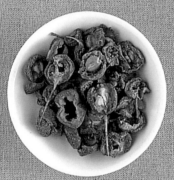

另一種肥胖現象則多出現在中年人身上，很多人一到中年，就發現自己的肚子變得愈來愈大，看起來既不健康，又顯得老態龍鍾，這是因為腹部是脾臟所管理的領

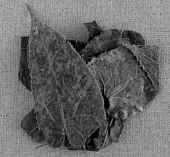

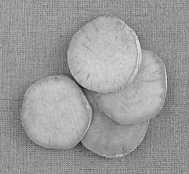

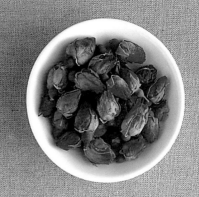

域，腰圍是腎之府，更年期之後的男、女因脾、腎二虛，痰濁易聚集於腹部，才經常會有大腹便便的現象。

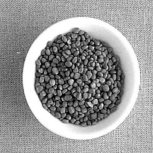

此時，如果想要擁有理想中的魔鬼身材，就要重視飲食的規律性和吃進去東西的營養成分，並且重視脾、腎的保養，讓身體回歸健康狀態，自然就能瘦下來。讀者可從每日簡單的飲食著手，常食書中的瘦身藥膳，以藥膳調理身體，告別昂貴又傷身的減肥藥，很快就能擁有讓自己滿意的身材喔！

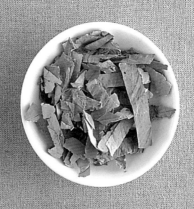

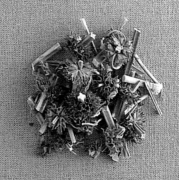

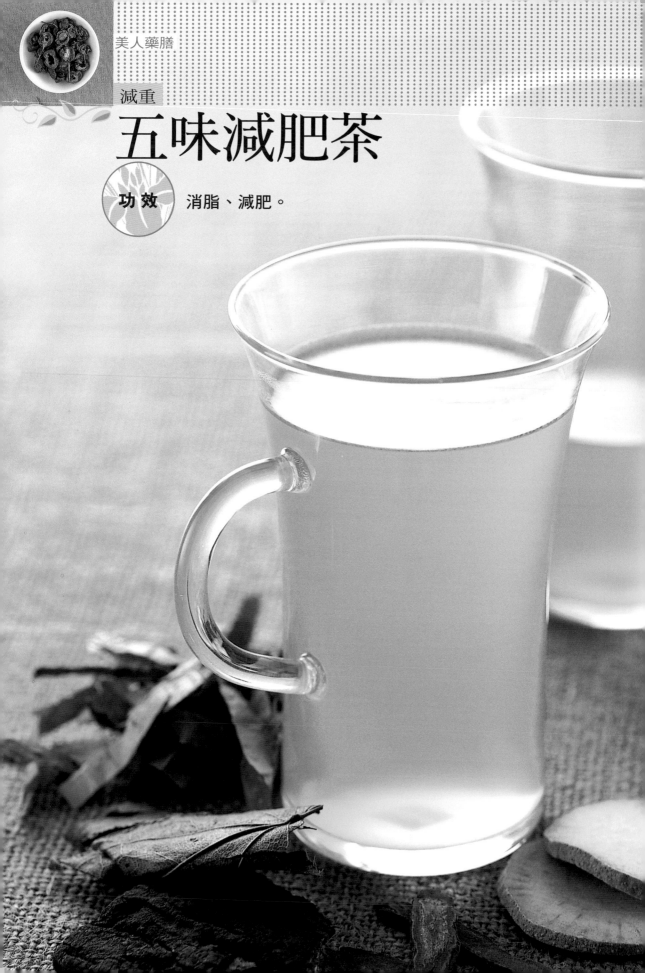

減重

五味減肥茶

功效 消脂、減肥。

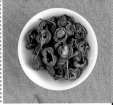

材料與配方

杜仲 20 克
荷葉 10 克
仙靈脾 15 克
澤瀉 30 克
丹參 10 克

食用禁忌

無

○ 調理方法 ○

將左列藥材用 8 碗水煮至 2 碗即可。

○ 食用方法 ○

早晚飯各服 1 碗，耐心服用效果良好。

藥理說明

仙靈脾、杜仲味甘溫，歸肝、腎經，具保護肝腎、強筋骨。荷葉、澤瀉可消腫、降脂；丹參則有活血祛瘀、養血安神之效。

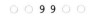

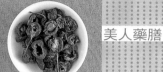

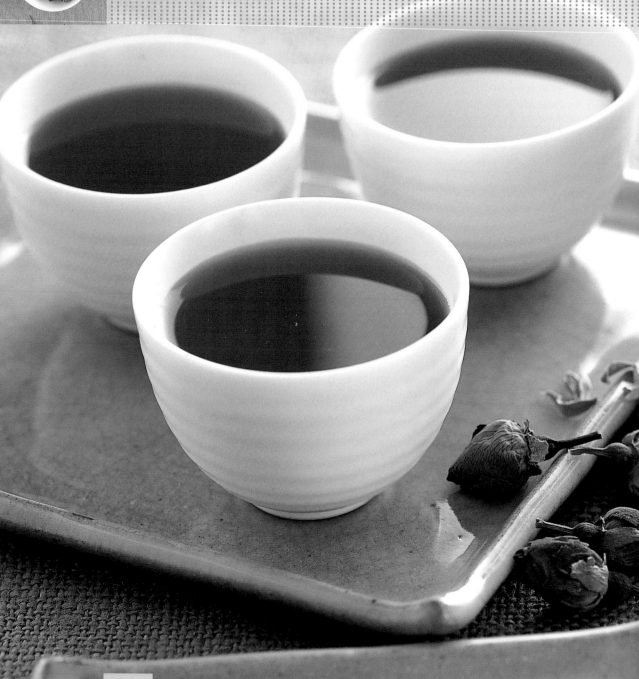

減重
花草減肥茶

功效 寬胸利氣、利水消腫、活血、降脂提神。

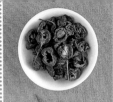

材料與配方

玫瑰花 30 克
玳玳花 30 克
陳皮 10 克
川芎 15 克
荷葉 30 克

食用禁忌

忌用鐵器煮食。

○ **調理方法** ○

將左列藥材搗細，裝入罐子密封備用。

○ **食用方法** ○

1 每次服用取 5 克，放置茶杯內用 80 ℃～100 ℃的水沖泡 10 分鐘左右，不可過久，沖泡時不可放在保溫杯內，杯中溫度不宜過高。

2 再次分 2 到 3 回飲用，一般多在晚上服用。

3 減肥速度緩慢或未達到減肥效果者，可早晚各飲一次，連服 3 個月。

藥理說明

玫瑰花具調經、活血、行氣血、潤腸等效果。玳玳花可去油脂、消脹、理氣。陳皮行氣健脾、燥濕化痰。川芎其性味辛溫，有活血、袪風的功效。荷葉性味苦、澀、平，具清暑利濕、升發清陽、利水消脂作用。

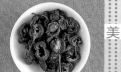

減重

化痰減肥茶

功效 化濕健脾、降濁通便、除痰、減脂化。

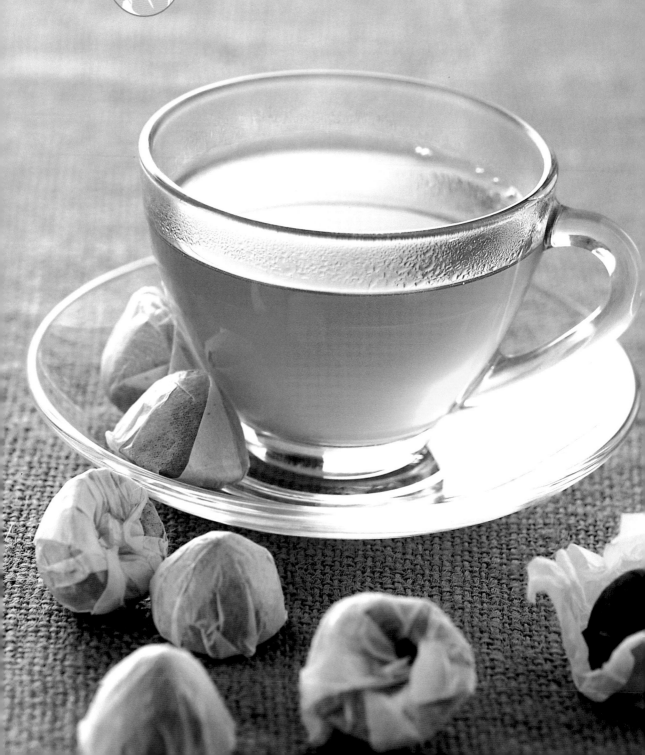

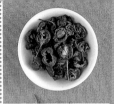

材料與配方

普洱茶 100 克
澤瀉 300 克
山楂 300 克
陳皮 100 克
月見草 200 克
白芥子 100 克

食用禁忌

無

○ 調理方法 ○

左列藥材全部研磨成細末並攪拌均勻，裝入罐子密封備用。

○ 食用方法 ○

1　每日取 5 克，放入茶包袋內將口紮緊（或紗布袋），用 300 毫升熱開水沖泡，每日一次。

2　沖泡 10 至 20 分鐘。

3　若減肥效果未達到效果，可早晚各服一次。如服用中痰較多，儘量咳出痰，並做適量的運動。

藥理說明

澤瀉有利尿作用，且有顯著的降膽固醇及降血脂，抗脂肪肝的作用。山楂幫助消化，養顏美容。陳皮行氣健脾，燥濕化痰；白芥子利氣通便，溫肺祛痰。

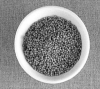

減重

益母草煎

功效 活血調經、利尿消腫,對治下半身肥胖效果特佳。
適用於月經不調、經閉、經痛、尿血、水腫等症
狀。

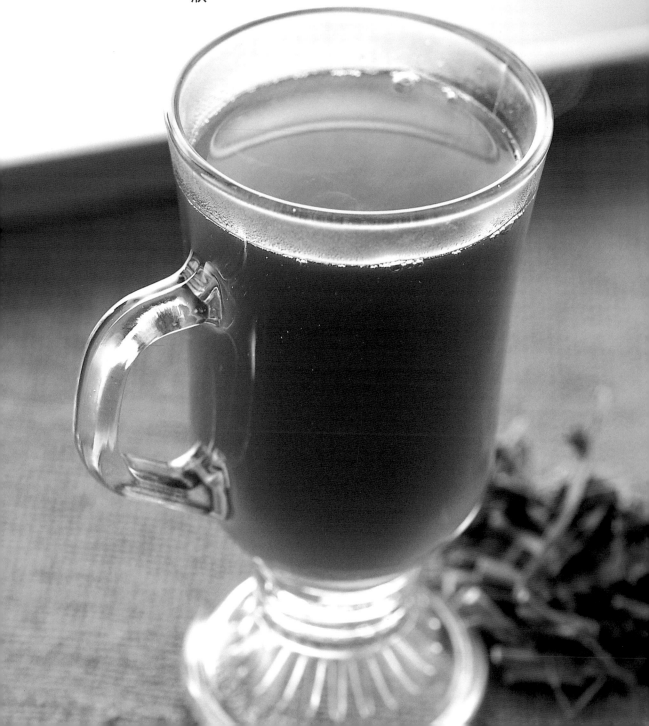

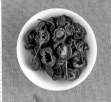

材料與配方

益母草 30 克
黑豆 30 克
紅糖 30 克
酒 30 毫升

食用禁忌

孕婦禁用。

○ **調理方法** ○

1 益母草洗淨待用。

2 黑豆洗淨泡 3 小時以上備用。

3 將益母草、黑豆、酒共同置鍋中，用小火
燉煮 40 分鐘加入紅糖即可。

○ **食用方法** ○

隨時可飲用，連服一週見效。

藥理說明

益母草性味苦辛微寒，歸肝、心、膀胱經。紅糖
性味甘、溫，歸脾、胃、肝經，具補氣、緩中、
溫胃之效。

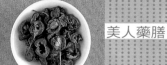

減重

萊菔山楂肉片

功效 滋陰健脾、開胃消食，可治高血壓、
高血脂症、冠心病、消化不良、
肥胖等症。

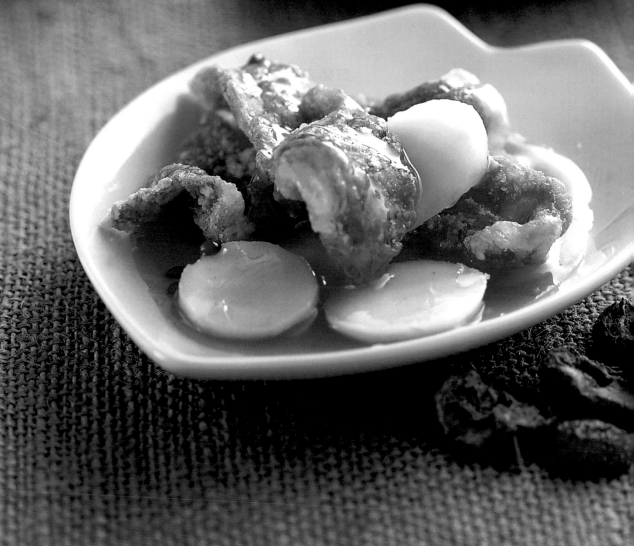

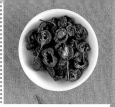

材料與配方

山楂 100 克
萊菔子 10 克
荸薺 30 克
豬後腿肉 200 克
蛋 1 顆
太白粉 15 克
豬油 10 克
植物油 500 克
精鹽、味精 少許

食用禁忌

無

○ **調理方法** ○

1 山楂同萊菔子置入鍋中，加適量水大火煮
  沸，再轉至小火煮 30 分鐘，提煮成 100
  毫升濃縮汁。

2 將肉和荸薺切成薄片備用。

3 取蛋清、太白粉放入碗內用筷子調成白糊
  狀待用。

4 鍋中放入植物油待 5 分熱，將肉片沾上
  步驟 3 的糊狀物，逐片下鍋油炸，見肉
  片膨脹成金黃色時起鍋瀝油。

5 將空鍋放在火上，加步驟 1 的濃縮汁和少
  許豬油，放入荸薺片和肉片翻炒數次，見
  步驟 1 的紅色濃汁包住肉片，即可盛盤。

○ **食用方法** ○

可常食，三餐搭配食用皆可。

藥理說明

本方能促進消化，適用於食肉積滯而引起胃脘飽
滿脹痛者食用，同時萊菔子能順氣開鬱兼有降血
壓，以及消脂減肥的良效。本藥膳紅中透亮，外
焦內嫩，甜酸爽口，是中醫減肥常用的藥膳。

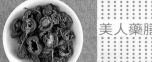

減重

荷葉冬瓜粥

功效 消暑、生津解渴、降脂減肥。

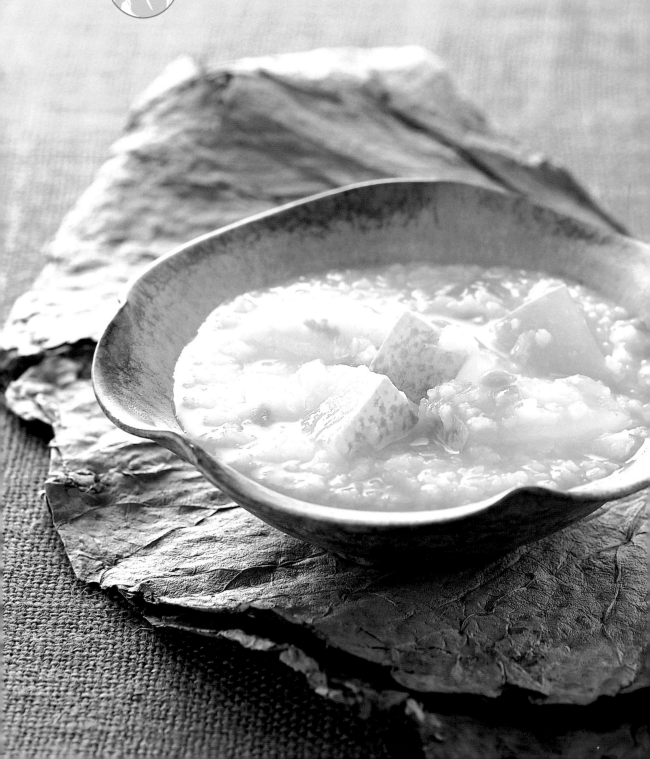

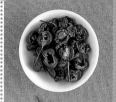

材料與配方

荷葉 1 張
冬瓜 300 克
白米 100 克
白糖或鹽 適量

食用禁忌

無

○ **調理方法** ○

1　米、冬瓜洗淨，將冬瓜切成塊狀（不需削皮挖子）。

2　鍋內加水，放入米、冬瓜塊煮成粥。

3　粥快熟時，將洗淨的荷葉覆蓋粥上，燜約 15 分鐘，取出荷葉，粥成淡綠色，再煮沸片刻即可。

○ **食用方法** ○

服用時依個人喜好加白糖或少許鹽。

藥理說明

冬瓜在《神農本草經》上又稱為「水芝」，以芝命名，表示對人體有益，就好像靈芝。又古人有云：「荷葉服之令人瘦劣」，長期佐餐，可利濕及降油脂，用來減肥，保持身材，效果頗佳。

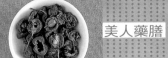

減重

冬瓜參耆湯

功效 經常食用有補虛減肥作用，對倦怠、嗜睡、食少、四肢浮腫、上半身虛胖者，更加適合。

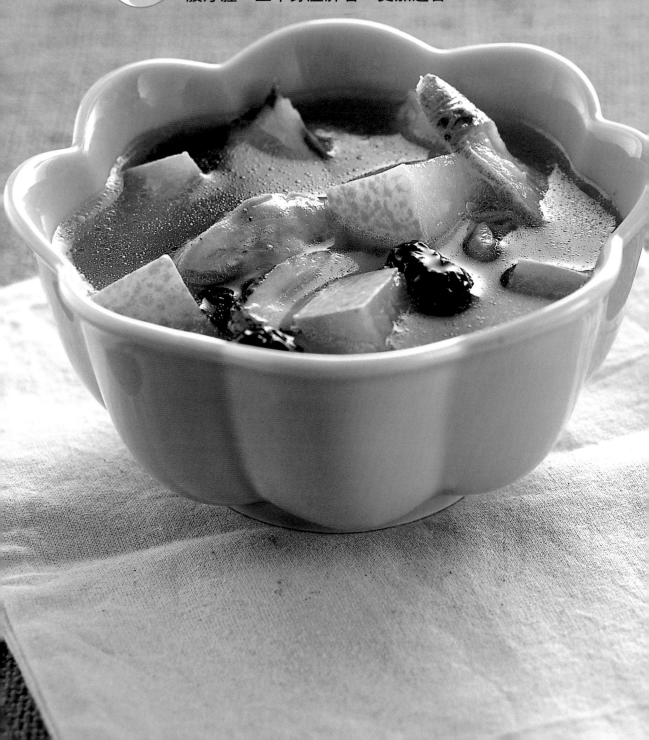

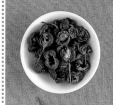

材料與配方

黨參 9 克
黃耆 9 克
紅棗 5 粒
雞腿肉 200 克
冬瓜 200 克
黃酒、食鹽 適量

食用禁忌

無

○ 調理方法 ○

1 雞腿切塊，汆燙後備用，冬瓜洗淨切塊備用。

2 將黨參、黃耆、紅棗加適量水，用大火煮開再轉小火煮 30 分鐘。

3 放入雞肉塊、冬瓜、黃酒續煮 30 分鐘。

4 將藥材撈起，加鹽調味即可食用。

○ 食用方法 ○

可常食，三餐搭配食用皆可。

藥理說明

本品所含的黨參、黃耆、紅棗、雞肉能補中益氣，冬瓜氣脾利濕、消腫輕身。五種搭配可達健脾補氣、輕身減肥功效。

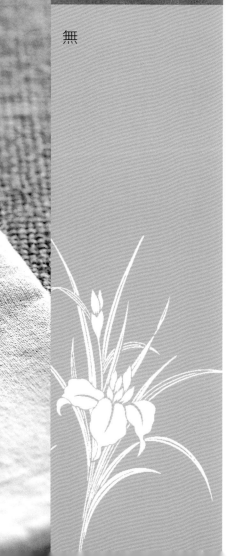

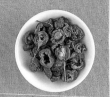

減重

綠豆海帶湯

功效 消脂減肥，減輕冠狀心臟病。

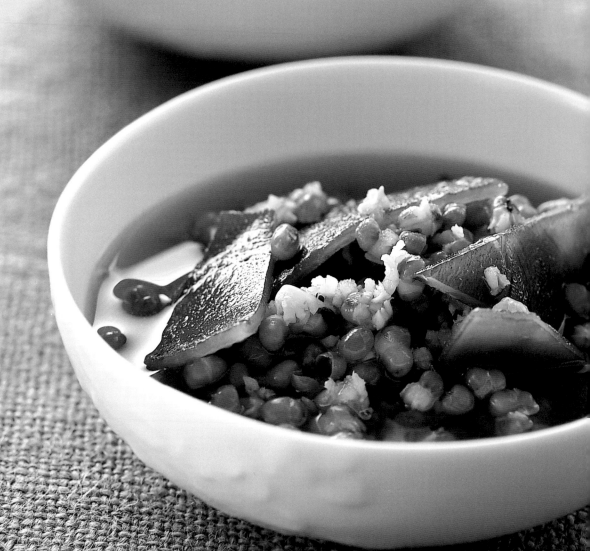

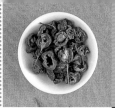

材料與配方

綠豆 150 克
乾海帶 150 克

食用禁忌

無

○ **調理方法** ○

1 將乾海帶泡在清水中，待軟切成塊狀待用。

2 綠豆洗淨後泡在清水中約 1 小時。

3 將步驟 1 和步驟 2 的食材一起放入鍋中以大火煮開，再轉小火燉至綠豆熟軟，即可食用。

○ **食用方法** ○

每日一劑，連服見效。

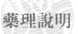

藥理說明

綠豆與海帶都可清熱解毒、利水消腫。

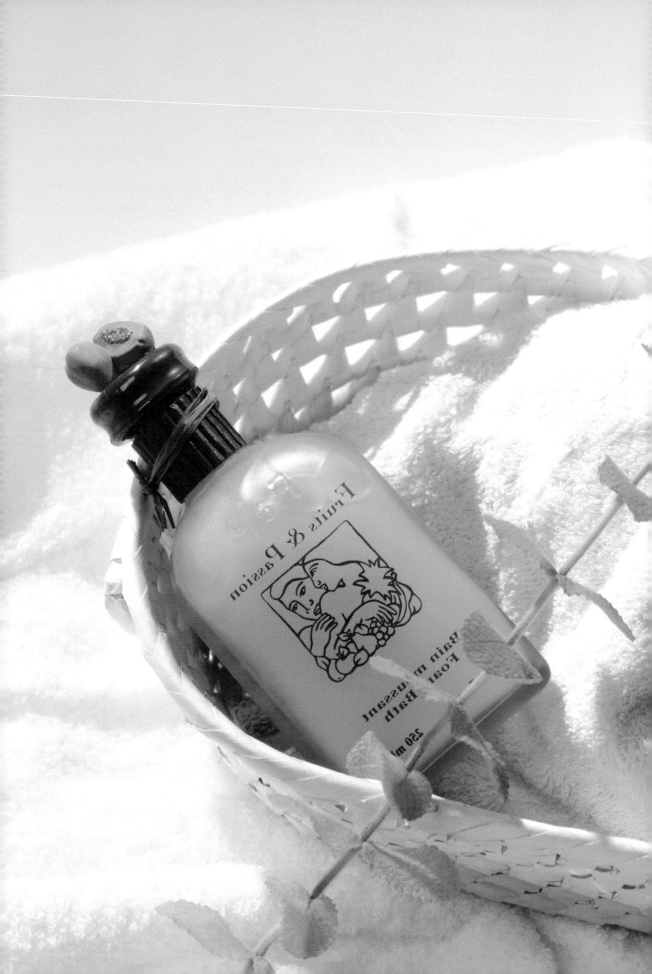

外敷美容

面貌常常是人們給人的第一印象，因此也成爲愛美的女性或男性最重視的美容部位，台灣坊間更有所謂「一白遮三醜」的說法。

爲了有張完美無暇的臉，現代醫學不遺於力地發展出愈來愈精進的美容醫療技術，但站在中醫的立場，與其嘗試這些昂貴的美容儀器技術，不如學習古人養生的智慧，藉由這些在民間流傳已久的美麗漢藥處方，自製一些方便、便宜又安全的外用洗面水或外敷藥，來達到天然的好效果。就連洗髮水，都能自己做喔！試試看，你也可以成爲擁有白淨面容、烏黑秀髮的大美人喔！

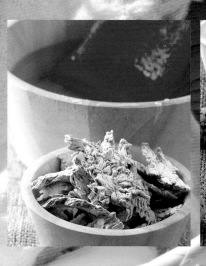
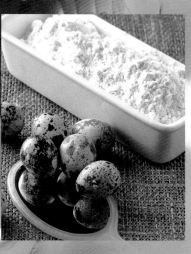
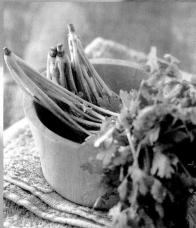

土瓜膏

功效 瀉熱、消瘀、潤膚、美白、治療粉刺。

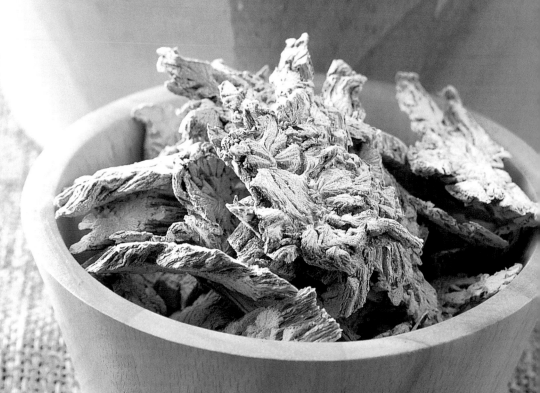

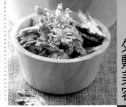

配方

土瓜根 50 克

使用禁忌

無

○ 處方來源 ○

《普濟方》

○ 調理用法 ○

將土瓜根研成細末,以漿水(即洗米水)調勻成膏狀,貯於瓷罐中備用。

○ 使用方法 ○

每晚睡覺前用漿水洗臉,然後將調好的土瓜膏塗擦臉部,隔天早上再用水洗掉。

藥理說明

土瓜根為葫蘆科植物王瓜的塊根,性味苦寒且有瀉熱、消瘀破血的功用,明代李時珍認為它可「治面黑面瘡」。漿水含多種胺基酸,能清熱解毒。《備急千金要方》認為漿水可去面皰面黑,潤澤皮毛。用漿水調和土瓜根細末來洗臉,不但有助於消除粉刺,還可以潤膚白面(美白),故李時珍說使用此方後,女子膚色皎好迷人,連夫妻都不相識。

潤膚白面汁

功效　美白、淡化黑斑。

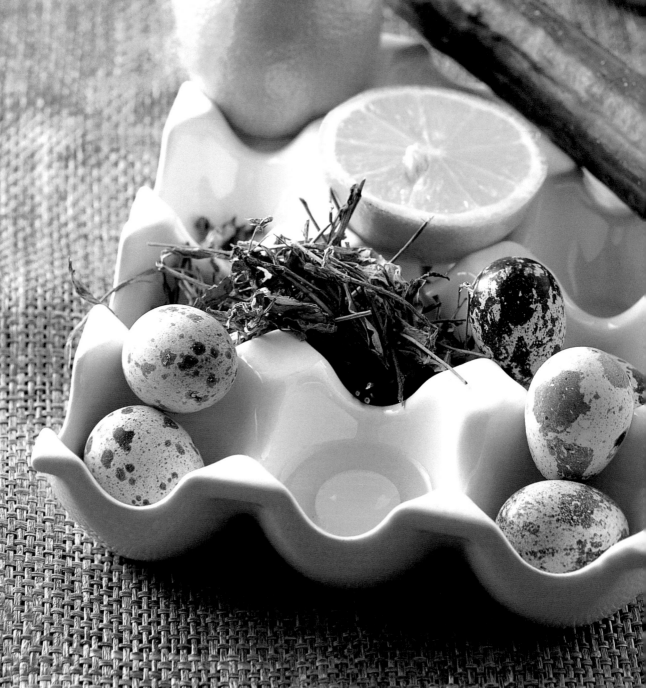

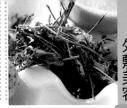

配方

薄公英 適量
黃瓜汁 適量
檸檬汁 適量
人的乳汁 適量
（鵪鶉蛋清亦可取代）

使用禁忌

無

○ **處方來源** ○

《民間驗方》

○ **調理方法** ○

將蒲公英浸入黃瓜汁、檸檬汁及人的乳汁中，待用（產後有乳汁者，效果最佳，可以鵪鶉蛋清取代）。

○ **使用方法** ○

每天早晚洗完臉後，將調理後的汁液輕擦臉部即可。

藥理說明

蒲公英又名兔兒菜，具有清熱解毒和利濕抗菌等功效。現在藥理證實檸檬汁含水分、蛋白質、醣類、維生素C、鈣、磷、納、鐵、枸杞橼酸。黃瓜含多種醣、綠原酸，多種游離胺基酸、維生素B、C，胡蘿蔔素A、B、C、D等。本方為一帖有效又簡便的悅澤容顏方。

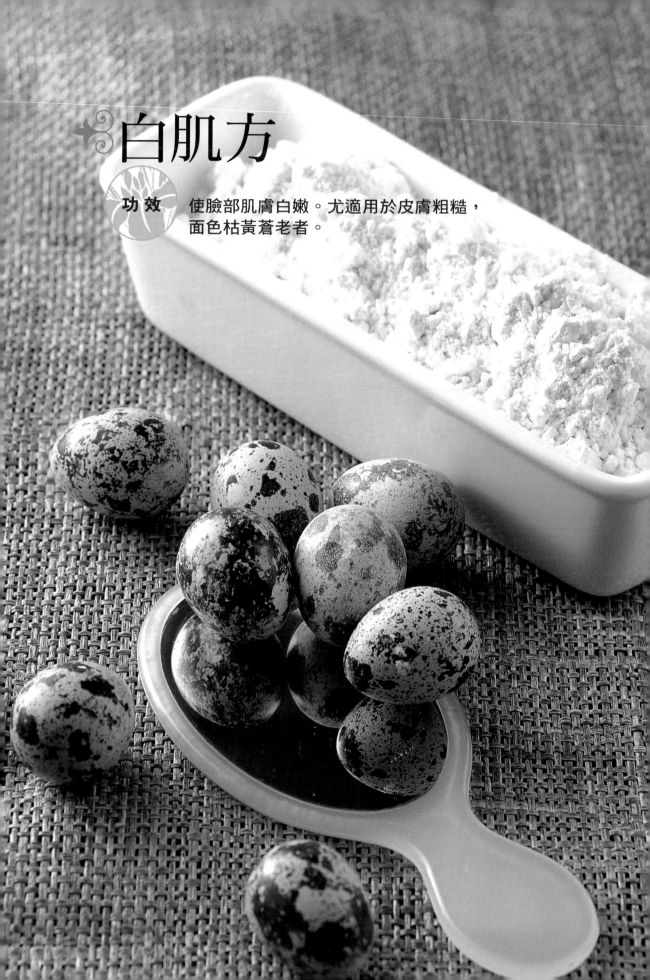

白肌方

功 效 使臉部肌膚白嫩。尤適用於皮膚粗糙，
面色枯黃蒼老者。

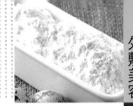

配方

鵪鶉蛋 5 顆
白麵粉 35 克
真杭粉（白麵粉）35 克

使用禁忌

使用期間忌風吹日曬，以免影響療效。

○ **處方來源** ○

《集驗良方》

○ **調理方法** ○

取鵪鶉蛋清與麵粉調成脂膏狀，用瓷瓶裝貯，密封備用。

○ **使用方法** ○

每晚洗完臉後，取適量的藥膏塗擦臉部。

藥理說明

鵪鶉蛋性味甘、咸、平，含蛋白質、脂肪、碳水化合物、鈣、磷、鐵等，具有豐富營養素，是滋潤美白的良方。

莞荽湯

功效 消除臉部黑斑、消雀斑。

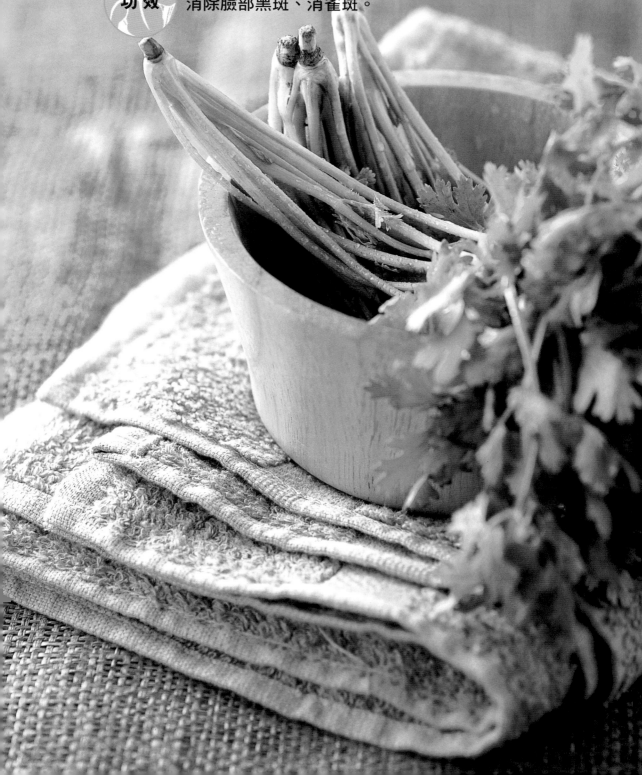

配方

莞荽 適量

使用禁忌

飲用或使用時，做好防曬工作。

○ **處方來源** ○

《本草綱目》

○ **調理方法** ○

取所需用量的莞荽煎煮成湯汁。

○ **使用方法** ○

每天用莞荽湯來洗臉，長期使用則可產生療效。此方亦可加冰糖飲用作為輔助。

藥理說明

經現代醫學證明，莞荽能促進毛細血管的內皮細胞增生。

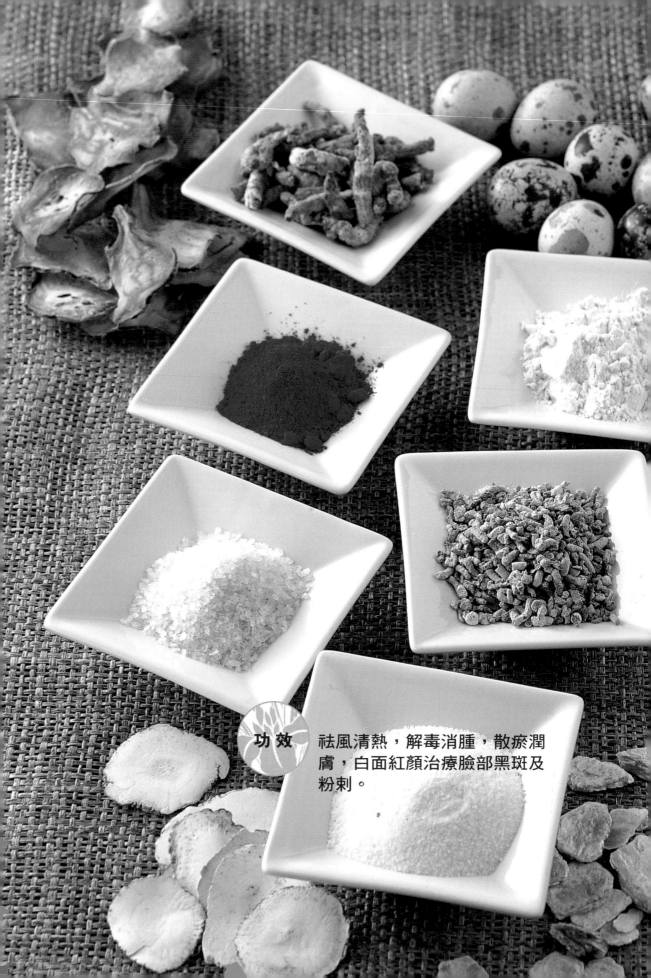

功效 祛風清熱，解毒消腫，散瘀潤膚，白面紅顏治療臉部黑斑及粉刺。

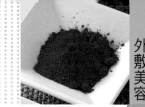

玉容粉

配方

綠豆粉 60 克
滑石 60 克
元明粉 30 克
白丁香 30 克
白附子 30 克
白芷 30 克
白殭蠶 30 克
水飛朱砂 4.5 克
冰片 1.5 克
雞蛋清 少許

使用禁忌

使用本方時，忌食辛
熱之物，如椒、薑、
煙、酒、羊肉等。

○ **處方來源** ○

《清宮秘方大全》

○ **調理方法** ○

將所有藥方研磨成細粉，貯瓶備用。
朱砂要選用水飛過的朱砂，這樣才能去汞。

○ **使用方法** ○

每日早晚將臉洗淨後，取 3 克左右的玉容粉，
以人乳調勻敷於面上。如無人乳，可用雞蛋
清加少許的水調和，敷在臉上亦可。

藥理說明

本方為清代宮廷美容方，原書記載「久久敷之，
面色溫潤，容顏光滑，有似美玉，故云玉容
粉。」本方研為細粉成白色粉末，亦可加入少許
水飛朱砂，再調和人乳，具有白裡透紅，瑩潔光
亮之良好的美容效果，此方為預防保健、治療以
及美容化妝效果極佳的宮廷美容聖品（註：原書
配方包括鉛粉 9 克、定粉 24 克，在此已刪除，
考之《中藥大辭典》，鉛粉即定粉，故未錄）。

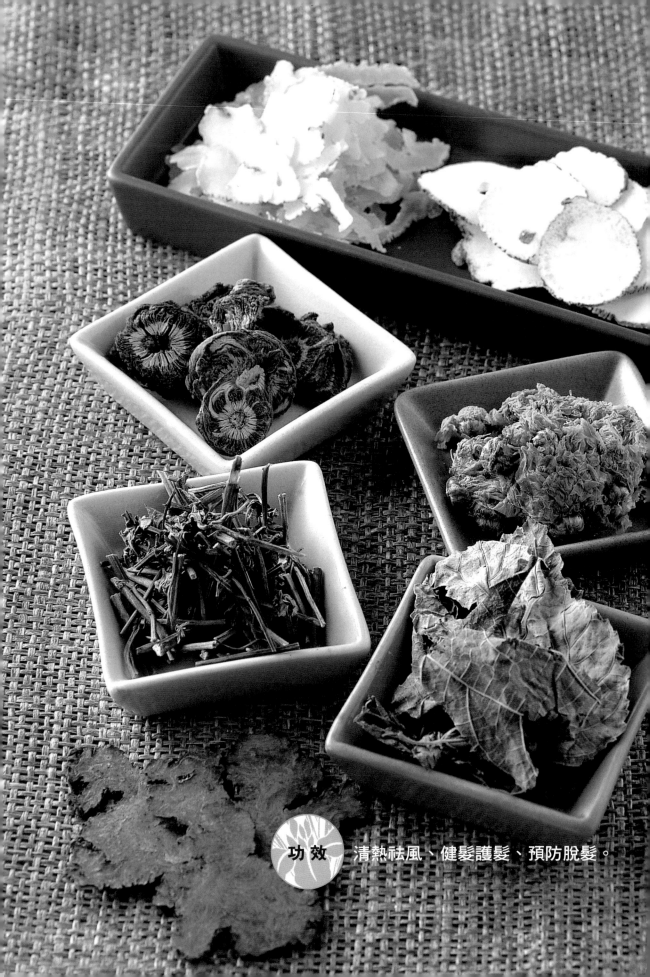

功效　清熱祛風、健髮護髮、預防脫髮。

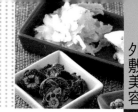

羌活沐髮水

配方

羌活 15 克
白芷 10 克
甘菊 10 克
天麻 15 克
川芎 10 克
桑葉 15 克
薄荷 3 克

食用禁忌

無

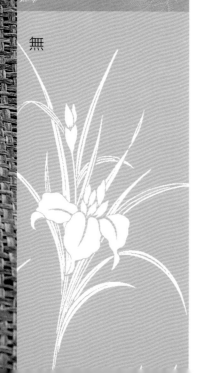

○ **處方來源** ○

《太平聖惠方》

○ **調理方法** ○

將所有藥方放入鍋中加水滿過藥材，用大火
煮沸後，再轉為小火煮 30 分鐘即可。

○ **使用方法** ○

在洗髮的同時可不斷地按摩頭皮，再將此湯
方熱敷於頭髮上，作為護髮之用。

藥理說明

羌活、白芷、甘菊、薄荷、桑葉皆具清熱祛風功
效，因頭部是人身體最高的位置，惟風藥可達，
天麻可去頭風、提神醒腦等功效。川芎可活血，
按中醫的說法，「髮為血之餘，得血而能養」表
示頭髮須賴於血液的濡養。此方十分適用於健髮
護髮，甚至對預防脫髮具有很好的療效。

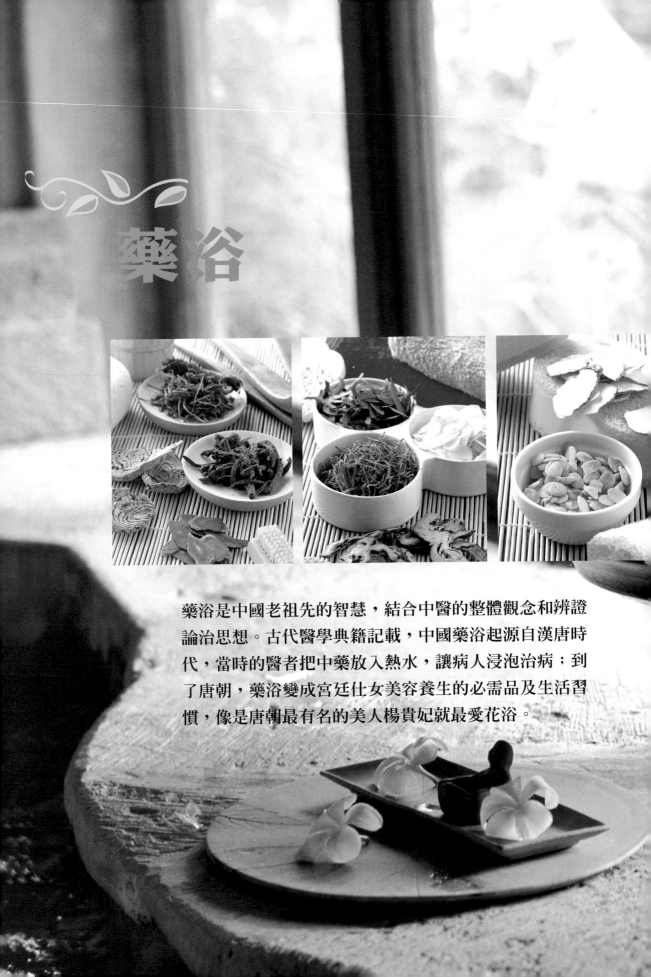

藥浴

藥浴是中國老祖先的智慧,結合中醫的整體觀念和辨證論治思想。古代醫學典籍記載,中國藥浴起源自漢唐時代,當時的醫者把中藥放入熱水,讓病人浸泡治病;到了唐朝,藥浴變成宮廷仕女美容養生的必需品及生活習慣,像是唐朝最有名的美人楊貴妃就最愛花浴。

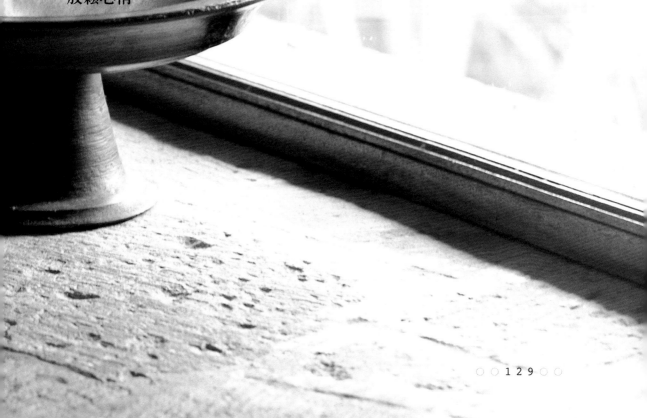

藥浴可以清潔皮膚的污垢，也能藉由熱水的溫度與水壓促進身體廢物的代謝，加入的藥材更能把藥性帶入體內，達到疏通經絡、活血祛淤、消除病菌的功效。平常的日子，只要泡泡藥澡，就可以達到治療疾病和保健身體的雙重效果。由藥浴揮發的香氣，還能從呼吸道進入體內，不但能達到預防氣管疾病的效果，也能讓身心舒暢、放鬆，消除一天的疲勞。

工作了一天，感覺疲累嗎?做個簡單的藥浴，讓自己保持健康、放鬆心情。

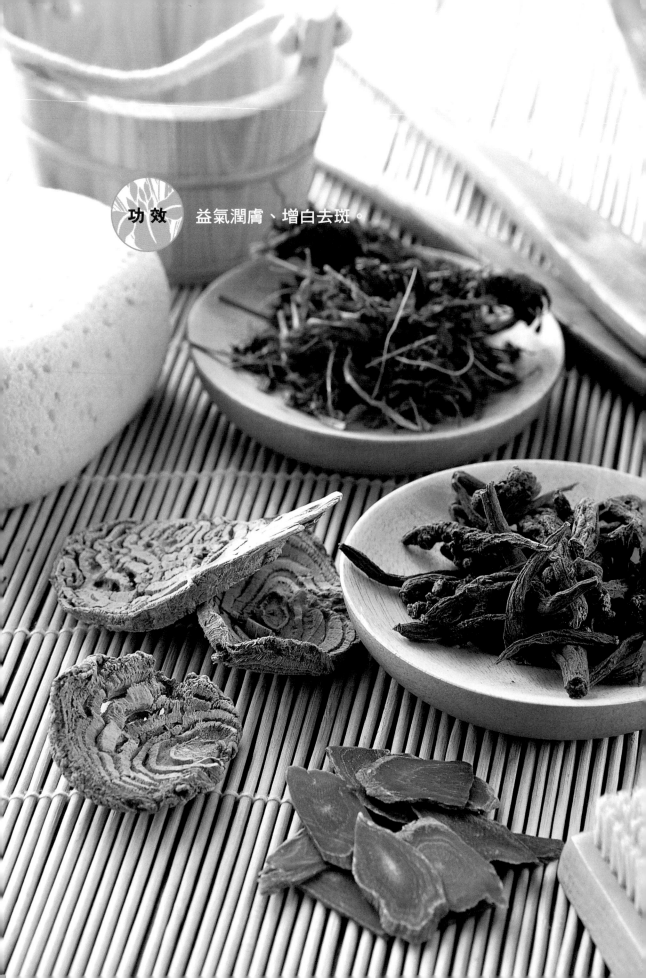

功 效　益氣潤膚、增白去斑。

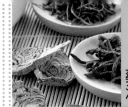

美白祛斑浴

配方

大戟 20 克
商陸 20 克
人參 10 克
甘松 25 克
蘆薈 15 克

使用禁忌

無

○ **調理方法** ○

將左列的藥材一起研磨成細末，裝在紗布袋。

○ **使用方法** ○

把紗布袋放入 2000 毫升的冷水，浸泡 5 分鐘後，煎煮 20 分鐘，倒入浴盆並加 3000 毫升的水，全身洗淨後浸浴，溫度保持在 37 ~ 40 度左右，並反覆擦洗全身至皮膚稍紅，每次持續 15 至 20 分鐘，每日一次，10 次為一個療程。

藥理說明

人參益氣，大戟、商陸、甘松、蘆薈化濕，本方具有改善皮膚循環與新陳代謝的功用，長期使用具有良好的美白皮膚和除皺效果。

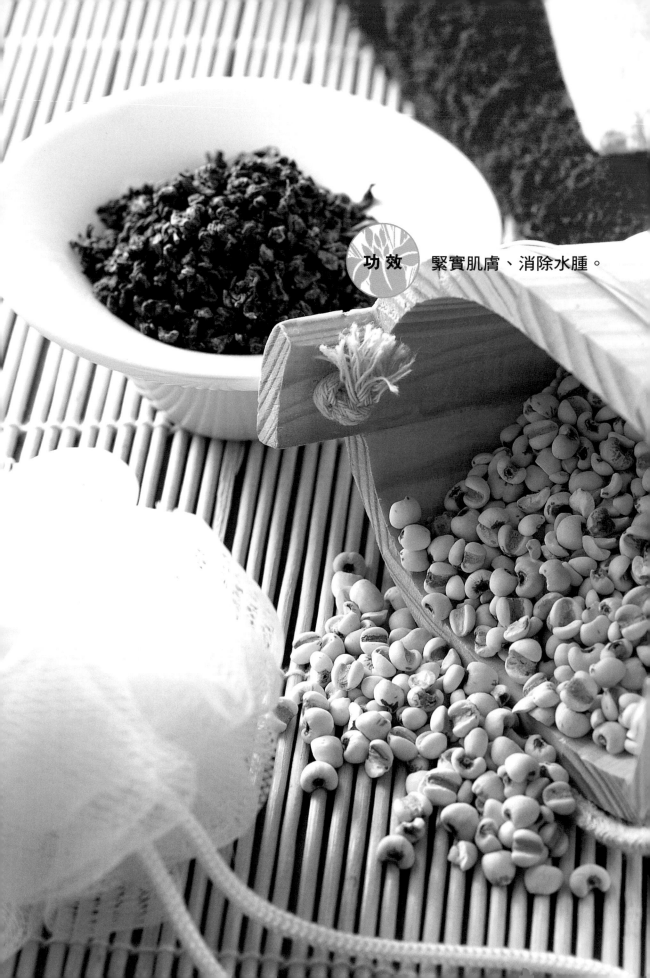

功效　緊實肌膚、消除水腫。

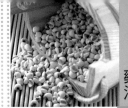

茶香纖體浴

配方

茶葉 1 把
薏仁粉 4 湯匙

使用禁忌

無

○ **調理方法** ○

先把茶葉泡開 5 分鐘左右，再把薏仁粉倒進水溫約 40 度的浴缸，攪拌均勻。

○ **使用方法** ○

把茶葉的水倒入浴缸裡（也可以將茶葉裝在小紗布一起放入浴缸），浸泡 15 分鐘左右即可。

藥理說明

就中醫來看，茶葉是「化油解膩」的最佳配方，用茶葉來泡澡可使肌膚更富彈性，還可消脂。薏仁具健脾滲濕、清熱排膿、美白鎮靜的效用。

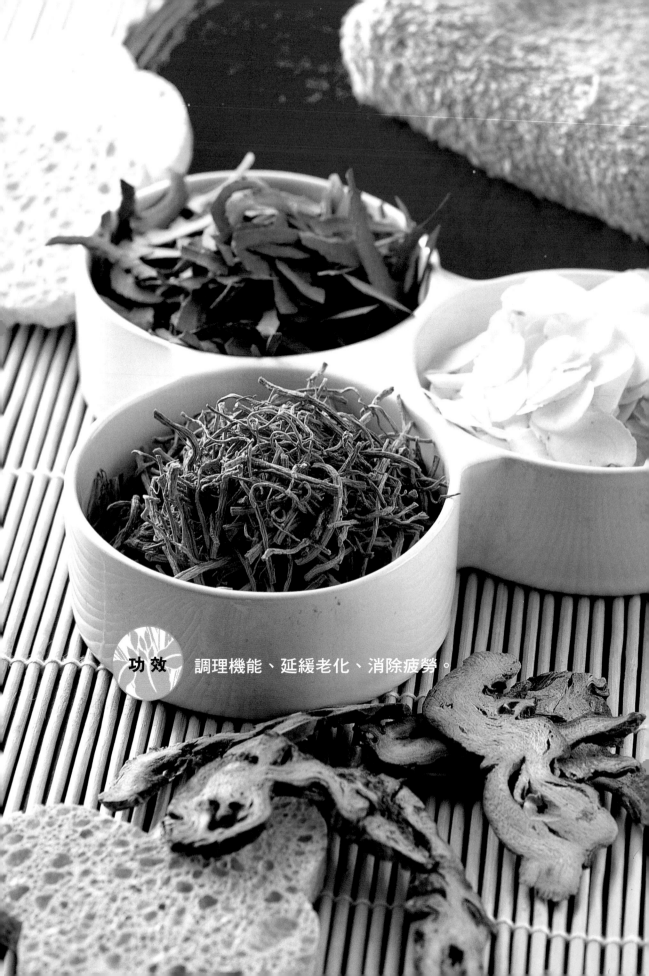

功效 調理機能、延緩老化、消除疲勞。

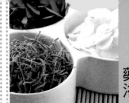

エ药浴

養生飄露浴

養生飄露浴

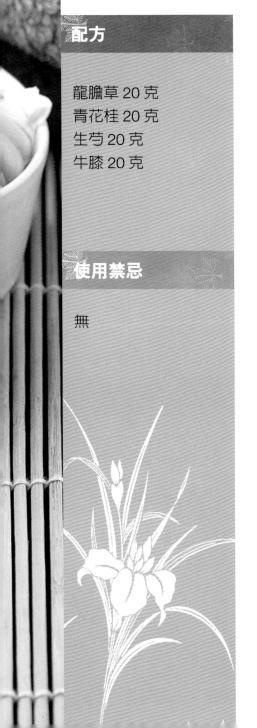

配方

龍膽草 20 克
青花桂 20 克
生芍 20 克
牛膝 20 克

使用禁忌

無

○ **調理方法** ○

將左列藥材加入 2000 毫升的水，用大火煮開 10 分鐘，濾出中藥湯汁。

○ **使用方法** ○

將中藥湯汁放進水溫 40 度的浴缸裡，全身浸泡 10 ～ 20 分鐘即可。

藥理說明

龍膽草可預防黃疸、肝炎。青花桂則可暖脾胃、通血脈及溫腎散寒，保護肝與腎。生芍對臉色萎黃、頭暈、生理期失調具有療效。牛膝可活血祛瘀、通經止痛、補肝腎、強筋骨。

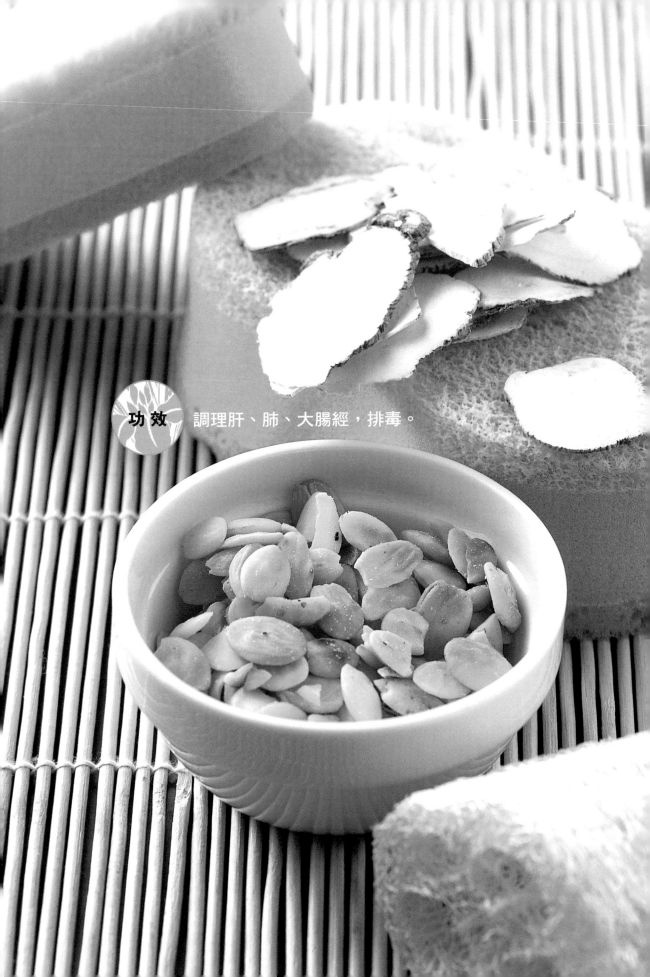

功效　調理肝、肺、大腸經，排毒。

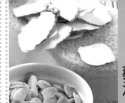

白芷玉女浴

配方

白芷 25 克
桃仁 30 克

使用禁忌

輕拍臉部時，水溫不
要過熱。

○ **調理方法** ○

將左列兩樣藥材加入 2000 毫升的水，用大
火煮開，再用小火慢煮 30 分鐘，濾出中藥
湯汁。

○ **使用方法** ○

將中藥湯汁放進水溫 40 度的浴缸裡，泡時
可用手輕輕撥水到臉上清洗痘痘及拍打背部
或易長痘痘的部位，十分有效。

藥理說明

白芷可消腫排膿、通竅止痛、解表祛風。桃仁可
活血化瘀、潤腸通便。

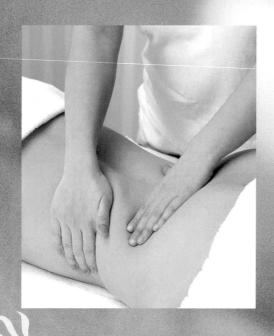

穴位按摩

按摩又稱推拿，是中國最古老的醫療方法之一，在春秋戰國秦漢時代，已成為傳統醫學中的重要手法，是一種簡單又安全可以防止疾病、強健身體，且簡單、安全又有效的防治手法。推拿的效果會因按摩方法和部位的不同而有差異，一般而言，運用在減肥上主要是在腹部、四肢等部位，腹部按摩主要用的是摩、揉、按、捏、揪、拍打、針灸等手法；四肢按摩主要用的是推、拿、揉、按等方法。本書要介紹給讀者的是，穴位按摩法中減重效果非常顯著且方便執行的穴位旋推減重法。一般人只要持之以恆，不用不吃不喝，或服用可能傷身的減肥藥，就能自自然然達到瘦身好效果，想要輕鬆瘦下來，大家一起做運動！

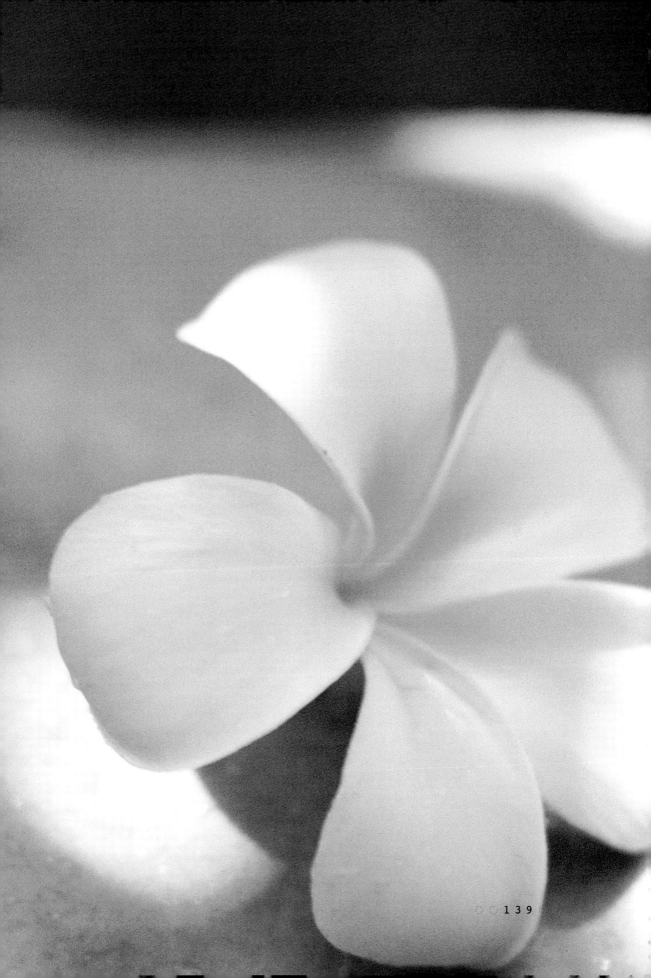

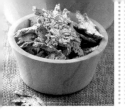

群體穴位旋推減重法

1. 腰部：

(1) 兩手成弧口由腰部向外按捏腰部 20 次以上（見圖 1）。

(2) 雙手插腰，腰臀以順時針旋轉腰部 20 次，接著以逆時針旋轉腰部 20 次（見圖 2）。

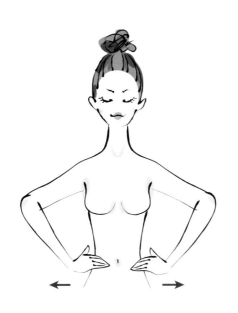

圖1

兩手成弧口按捏腰部，依箭頭方向順著手勢向外按捏 20 次。

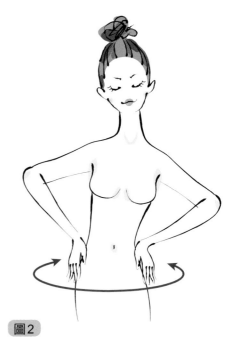

圖2

(1) 雙手插腰，先依採順時針的方向，旋轉腰臀 20 次。
(2) 再依逆時針方向旋轉腰臀 20 次。

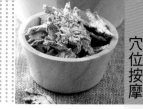

2. 腹部：

(1) 由中脘（臍心上方約 4 寸，約 5 指寬處）往下按壓直至神闕穴
（臍心）10-20 次。

(2) 再由神闕穴（臍心）往下按壓直至中極穴（臍心下方約 4 寸，約 5
指寬處）10-20 次。

(3) 由天樞穴（臍心旁開 2 寸，約 3 指寬處）往下按壓直至氣衝。

(4) 再由大橫穴（臍心旁開 4 寸，約 5 指寬處）往下按壓直至衝門 10-
20 次（見圖 3）。

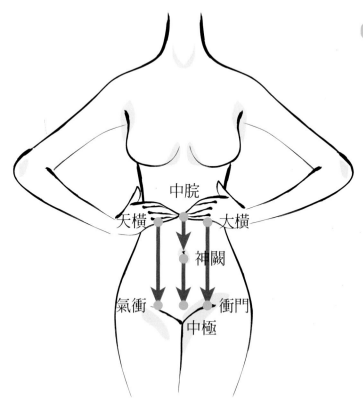

圖 3 箭頭方向：
(1) 中脘穴往下至神闕穴，
10-20 次。
(2) 神闕穴往下至中極穴，
10-20 次。
(3) 天樞穴往下按壓至氣衝
穴，10-20 次。
(4) 大橫穴往下按壓至衝門
穴，10-20 次。

● 穴位位置度量表
2 指 → 1 寸
3 指 → 2 寸
4 指 → 3 寸
5 指 → 4 寸

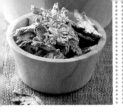

3. 腹部：

　　旋推腹部，以神闕穴（臍心）爲中心，將雙手重疊放於腹部，用指腹的力量，以神闕穴爲中心慢慢順時針方向逐漸向四周擴展（如經常腹瀉者須逆向），旋轉範圍上至中脘（臍心上 4 寸，約 5 指寬處），下至中極（臍心下 4 寸，約 5 指寬處），從左至右由接近臍心的天樞穴（臍心旁開 2 寸，約 3 指寬處），漸漸由內至外按壓旋轉到離臍心較遠的大橫穴（臍心旁開 4 寸，約 5 指寬處）。按推時，因腹部脂肪比較厚，按推時力量稍大些，每回至少 20 次，直至酸痛效果更佳（見圖 4）。

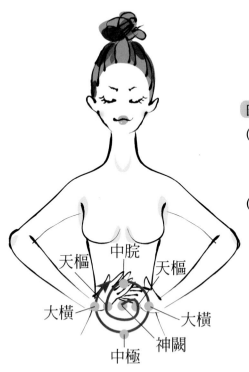

圖 4

(1) 雙手重疊放在臍心（神闕穴），依順時針方向。由內而外擴大旋轉按壓範圍，上至中脘穴，下至中極穴，左右外轉到大橫穴。
(2) 反覆旋轉按壓動作 20 次以上。

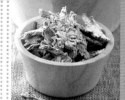

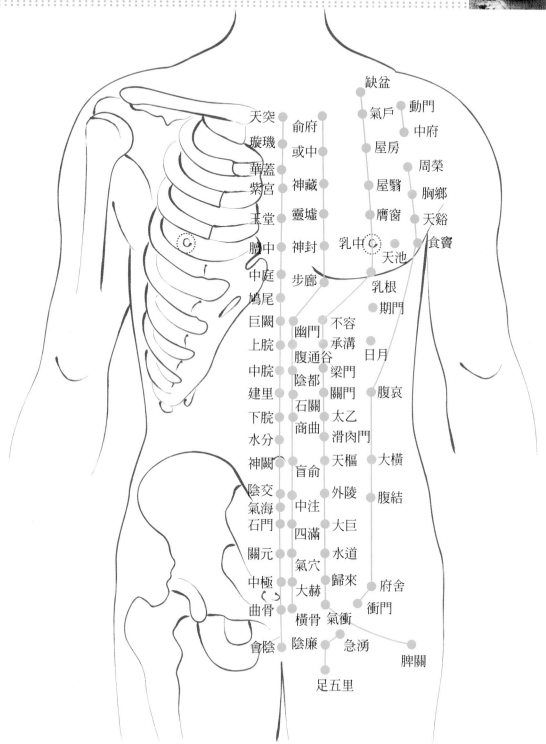

缺盆
氣戶　動門
　　中府
天突　俞府　屋房
璇璣　或中　　周榮
華蓋　神藏　屋翳　胸鄉
紫宮　靈墟　膺窗　天谿
玉堂　神封　乳中　食竇
膻中　　　　　天池
中庭　步廊　乳根
鳩尾　　　期門
巨闕　幽門　不容
上脘　　承滿
中脘　腹通谷　日月
建里　陰都　梁門
下脘　石關　關門　腹哀
水分　商曲　太乙
神闕　　滑肉門
陰交　盲俞　天樞　大橫
氣海　　外陵　腹結
石門　中注
關元　四滿　大巨
中極　氣穴　水道
曲骨　大赫　歸來　府舍
會陰　橫骨　氣衝　衝門
　　陰廉　急湧
　　　　　　脾關
　　足五里

人體正面穴位圖

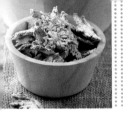

4. 背部：

　　由命門穴（臍心正背面）旁開 1 寸半（約 2 指半），兩手四指併攏放於腎俞穴上，雙手拇指上至脾俞下按至腎俞穴，再由腎俞穴下按至膀胱俞，由上至下分段按推 20 次以上（見圖 5）。

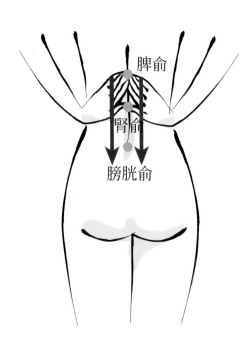

圖 5

(1) 兩手四指併攏於腎俞穴；雙手拇指按壓在脾俞穴。

(2) 拇指順著箭頭方向向下按壓到腎俞穴再到膀胱俞穴。

(3) 如此反覆 20 次以上。

Q ： 1. 是脾俞→腎俞先推 20 次再由脾俞→腎俞先推 20 次

　　　2. 退是脾俞→腎俞→膀胱俞 20 次

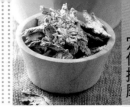

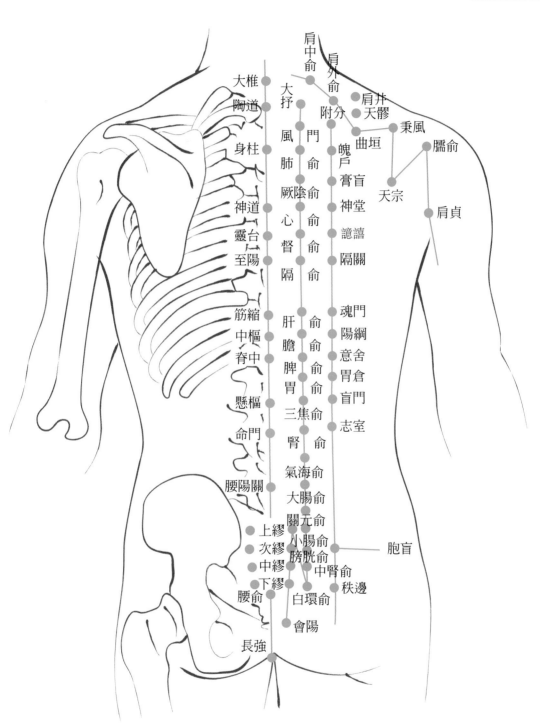

人體背面穴位圖

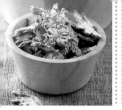

5. 下肢：

(1) 由血海穴（大腿內側、脛骨上 2 寸半，即手握膝蓋骨右轉 45 度，拇指所在位置）按推直上至箕門穴（約從血海穴上移 6 寸），反覆按壓 20 次以上（見圖 6）。

(2) 由三陰交穴（內踝高點上 3 寸脛骨後側）至少按壓 20 次以上（見圖 7）。

(3) 足三里穴（位於外側膝腿下 3 寸，約 4 指寬）按壓至少 20 次以上（見圖 8）。

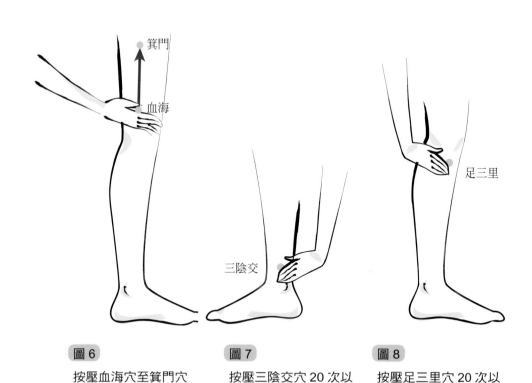

圖 6
按壓血海穴至箕門穴
20 次以上。

圖 7
按壓三陰交穴 20 次以上。

圖 8
按壓足三里穴 20 次以上。

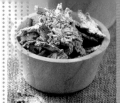

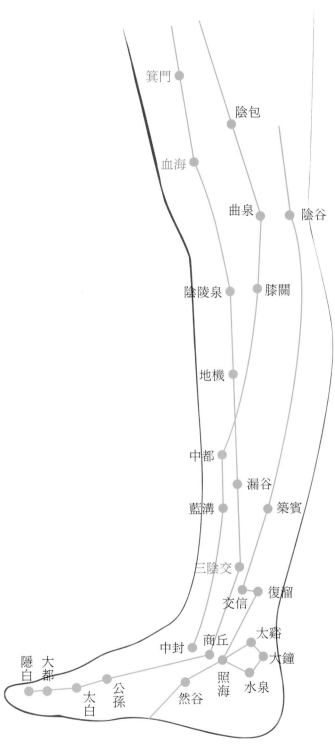

箕門

陰包

血海

曲泉　陰谷

陰陵泉　膝關

地機

中都

漏谷

蠡溝　築賓

三陰交

交信　復溜

中封　商丘　太谿

隱白　大都　　　　　大鐘

公孫　然谷　照海　水泉

太白

下肢內側穴位圖

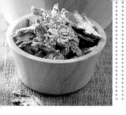

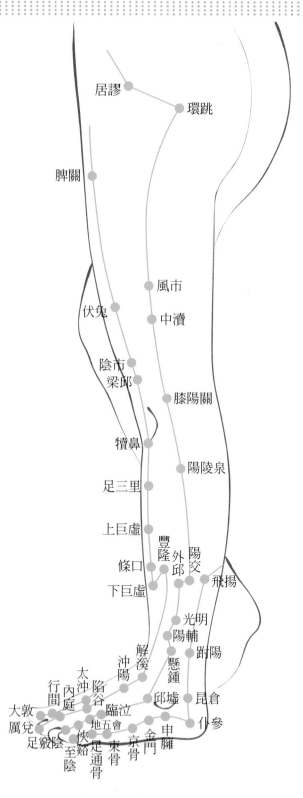

居髎

環跳

脾關

風市

中瀆

伏兔

陰市
梁邱

膝陽關

犢鼻

足三里

陽陵泉

上巨虛

豐隆

條口
外邱
陽交

下巨虛
飛揚

光明
陽輔
跗陽

解溪
懸鍾

沖陽

太沖
陷谷
行間
內庭
邱墟
昆倉

大敦
臨泣
仆參

厲兌
地五會
申脈

足竅陰
俠谿
足通骨
束骨
京骨
金門

至陰

下肢外側穴位圖

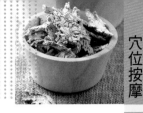

穴位按摩

讓瘦身效果倍增的小撇步

讓瘦身效果倍增的小撇步

透過穴位按摩按捏腰部的動作，可增強腹肌與腰肌的力量，並可使腰部縮小，有效的控制腹胖；用手推壓上下肢的穴點，更可疏通經絡、轉流氣血、調節內分泌促進肌肉和皮膚的新陳代謝，在穴位按摩後，此時如能再搭配薰臍療法，自然勢必更加速達到減重的目的。

薰臍療法是在肚臍上、身體某些穴位或疼痛的部位上加熱，使其產生溫熱刺激來加強藥物的穿透能力，以利身體吸收，達到經氣、活血的功效，也可以讓跟活動有關的神經細胞，增強活力、代謝，進而調適生理的機能以達到防病、治病、保健及提昇精、氣、神的效果。

近年坊間盛行「薰臍療法」，打著排脂瘦身、回春壯陽、強經固本及養生保健等療效，引起民眾爭相嘗試，但卻陸續傳出燒傷肚皮或續發性感染的危險，因此出現了第二代改良後的「薰臍能量包」。「薰臍能量包」有些類似坊間冬天常見用手搓揉後會自行發熱的暖暖包，不同的是「薰臍能量包」內還含有是以生物科技方法置入的艾草、人蔘等藥材。因此只要直接將「薰臍能量包」搓熱後放在肚臍上、身體的經穴上或是感到不適的部位，使其產生溫熱刺激，就能達到與傳統薰臍療法一般的效果。

現今有了「薰臍能量包」的發明，確實大大省去了傳統薰臍的麻煩和不便，在做完群體穴位旋推法 20-30 次後，只要再以「薰臍能量包」放在肚臍 60 分鐘及能將速達到減重的效果。如此持續 3 週以上，就能見效，若再持續至 3 個月以上就會有非常明顯的效果，能讓身體瘦得健康又美麗。

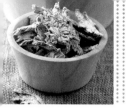

給沒有時間運動的你

　　通常上班族和準備大考的學生平日很少有運動的時間，想要運動時，可能又一時記不住完整的旋推穴位減重法，此時，建議改換另一種簡單的方式，就是隨時利用幾分鐘站在原地，不用理會腹部穴位正確的位置，只要將手輕輕握拳拍擊震動容易堆積脂肪的腹部及臀部 50-100 次以上(飯後一小時內及妊娠、產褥期不宜)，每日做 2-3 次或早晚勤練，就可達到活血消脂、調五臟、通六腑、益神智的效果，更好的是一個月還能見到明顯的瘦身效果喔！

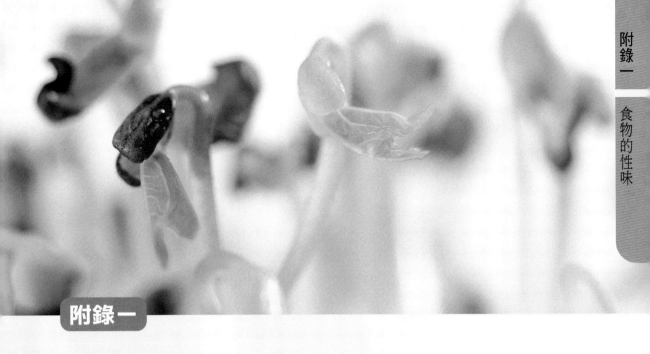

附錄一

【食物的性味】

食物的性

　　滋補食物的性主要是指四氣，即寒、熱、溫、涼。一般把微寒歸涼、大溫歸熱、性溫和稱為平性，即溫熱、平性、寒涼三類。

一、溫熱的食物

1. 肉類：羊肉、牛肉、雞肉、蝦肉、豬肝、豬肚、火腿、鱔魚、鰱魚、海參、鱒魚等。
2. 菜類：芥菜、油菜子、香菜、韭菜、南瓜、木瓜、黃豆、蠶豆、胡蘿蔔、蔥、蒜、胡椒等。
3. 水果類：杏仁、桃子、櫻桃、石榴、荔枝、栗子、烏梅、龍眼肉等。
4. 其他：小茴香、胡桃仁、紅糖、麵粉、羊乳、糯米、高粱等。

二、寒涼的食物

1. 肉類：豬肉、鵝肉、鴨肉、田螺、豬皮、牡蠣肉等。
2. 菜類：菠菜、白菜、芹菜、莧菜、蕹菜、蕨菜、紫菜、竹笙、海帶、黃瓜、苦瓜、茄子、冬瓜、瓠瓜、甜瓜、筊白筍、白蘿蔔、蘑菇、冬瓜子、淡豆鼓、豆芽菜、冬莧菜、食鹽等。

3. 水果類：梨、西瓜、柑、橙、柚子、柿子、番茄、枇杷、蘋果、香蕉、桑椹等。
4. 其他：大麥、小麥、綠豆、小米、豆腐、薏仁、生蜂蜜、牛乳、蕎麥、茶葉等。

三、平性的食物

1. 肉類：墨魚、鯉魚、鯧魚、海蜇、鱉肉、鰻魚、鯽魚、豬心、豬肺、豬腎、鵪鶉、鴿蛋、鴨蛋、燕窩等。
2. 菜類：黑豆、紅豆、四季豆、絲瓜、木耳、百合、蓮子、荷葉、蠶豆、粳米、玉米、大頭菜、芋頭、香椿、白薯、藕節、洋蔥、黃菜花、白木耳、黑芝麻、蜂蜜、蜂王乳、花菜、土豆、黃花、山藥等。
3. 水果類：無花果、李子、李仁、桃子、酸棗仁、橄欖、葡萄等。
4. 其他：杏仁、芡實、白砂糖等。

食物的五味

五味是指辛、甘、酸、苦、鹹，其特點是：
1. 辛味：具有發散、行氣、和血的作用，但多食則氣散。
2. 甘味：具有和緩、補養作用，故能養陰和中，但多食則壅塞、滯氣。
3. 酸味：具有收歛固澀作用，但多食則痙攣。
4. 苦味：具有燥和瀉的作用，但多食則滑瀉（容易腹瀉）。
5. 鹹味：具有軟堅潤下的作用，故能散結，但多食則令血凝。

由於食物具有性和味，所以在烹調製作藥膳時，食物的性味、品種的選擇是十分重要，有的可以提高其性味，有的則改變其性味，均在於烹調技能。

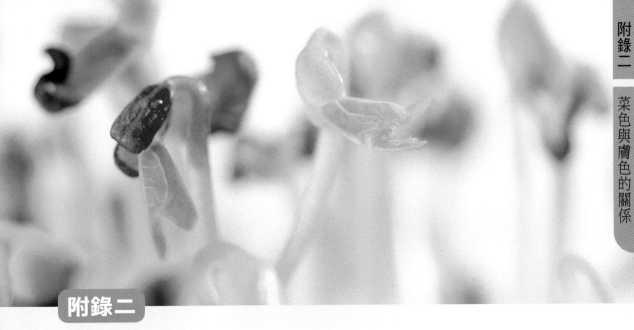

附錄二

【菜色與膚色的關係】

※ 紅色蔬果如紅柿、紅蘿蔔、西瓜、紅桃等含有多種維生素、醣類及微量元素，在五臟為「心」，可醒目、具興奮感、增加食慾、皮膚光澤、增強表皮細胞再生、防止皮膚衰老等作用。

※ 白色蔬果如蓮藕、菱角、竹筍、椰子、白木耳等，在五臟為「肺」，使人純淨、清涼的感覺，並可增白皮膚。

※ 綠色蔬果如菠菜、絲瓜、青椒、獼猴桃等，在五臟為「肝」，給人鮮活、明媚、自然美的感覺，有消炎抗菌、增進食慾、白嫩皮膚作用。

※ 黃色蔬果如黃豆、花生、核桃、香蕉，在五臟為「脾」，具有益氣健脾、健腦益智、保護心血管、延緩皮膚衰老作用。

※ 黑色食品如海帶、黑木耳、黑芝麻、黑豆等，在五臟為「腎」，有補腎、烏髮、降血脂、白嫩皮膚、延緩衰老的作用。

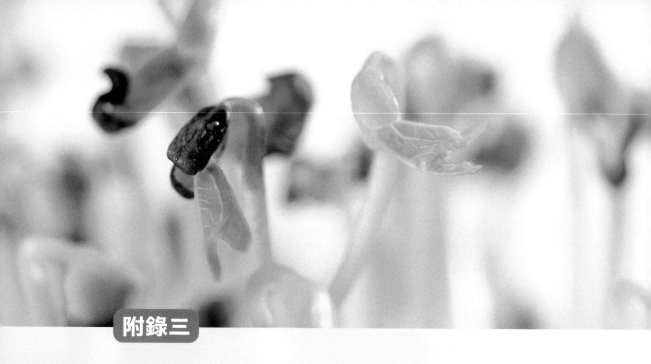

附錄三

【藥物和食物的相反和禁忌】

　　並非所有的藥物都可以直接跟食物搭配，藥膳學中特別指出藥物與食物的搭配會有衝突（即相反）或出現不適的情況，即所謂藥食相反、食物禁忌。

藥食相反

食物名	藥名
豬肉	烏梅、桔梗、黃蓮、胡黃蓮、蒼朮、百合
豬血	地黃、何首烏
豬心	吳茱
羊肉	半夏、菖蒲
鱉肉	芥子、薄荷
鯽魚	原朴、麥冬
鯉魚	砂仁
雞肉	芥米
鴨蛋	李子、桑椹子

食物禁忌

食物名	食物名	症狀
豬肉	蕎麥	落髮
豬肉	牛肉	生蟲
豬肉	馬肉	霍亂
豬肉	羊肝	悶心
豬肉	雞蛋、鯽魚、黃豆	滯氣
豬肉	鱉肉	傷人
豬肺	花菜	滯氣、霍亂
豬肝	鯉魚、腸子	傷人神
豬肝	菱	發癲
牛肉	豬肉	
鱉肉	鴨、豬肉、莧菜、雞蛋	
鯽魚	砂糖、豬肉	
鱔魚	豬肉、狗血	
雞肉	胡蒜、芥米、糯米、李子、鯉魚	
鴨蛋	鱉肉、李子、桑椹	

忌

　　古人提供了我們許多寶貴資料，這些資料也可以說是歷代醫家從實踐中所得到的經驗與教訓，雖然其中會有一些不合時宜的藥膳，但只要我們選擇性地應用，吸收其精華，還是有益的。

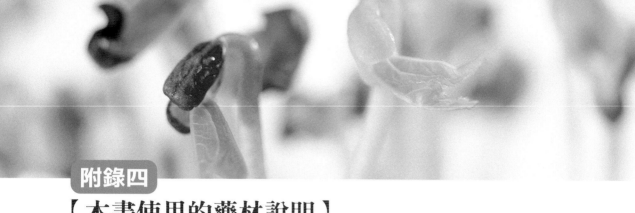

附錄四

【 本書使用的藥材說明 】

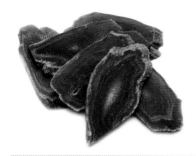

【人參】 藥性：味甘、微苦、性平

人參大補元氣、強心、益血生津、安神健腦、增進身心活力，並促進人體對營養素的吸收與利用，也能助人體排毒，被認定為具有提升身心對抗壓力的能力。因有雙向調節神經系統與身體反應的作用，對振奮人心、提高學習或工作效益、減輕疲勞有一定的功效。

【土瓜根】 藥性：苦味、性寒

具有消瘀、瀉熱、潤膚、治療粉刺等功效。含有多種胺基酸，能清熱解毒、潤澤皮毛。古代名醫李時珍認為治療"面黑面瘡"的最佳聖品。

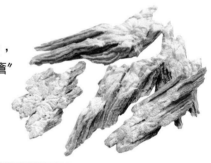

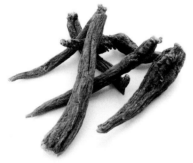

【大戟】 藥性：味甘苦、性寒

本藥有毒。必須泡製過後才能內服，中醫稱為峻下逐，不可多服。

【山茱萸】 藥性：味辛酸澀，性溫

別名「山萸肉」。入肝經與腎經。有補益肝腎、斂汗澀精、滋養強壯功效。主治肝腎虧損、腰膝酸痛、耳鳴、暈眩、陽痿、滑精遺尿、虛汗崩漏、月經過多等症。

山茱萸有諸多功用外，尚有抗組織胺及降壓作用，且對金黃色葡萄球菌、志賀氏痢疾桿菌，多種皮膚真菌均有抑制作用。

● 忌：胃酸過多及腎陽亢奮、下焦有熱、小便不利者均不宜使用。

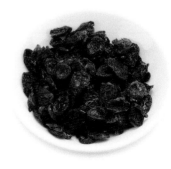

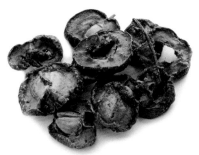

【山楂】藥性：味酸微甜、性微溫

歸脾、胃、肝三經。山楂又名「仙楂」，具有健胃整腸、散瘀化痰，治腹脹滿、高血脂症及行氣活血的功能，如肉類或油膩過多引起的食積、消化不良引起的腹瀉，也可用於婦女產後、瘀阻腹痛、惡露不盡及血滯經期腹痛等症，並有強心，收縮子宮等作用。

●忌：山楂（仙楂）可降血壓，常吃會頭暈。平常無食積或脾
　　　虛胃弱者，應謹慎服用。

【川芎】藥性：味辛微苦、性溫

入心包絡經及肝膽經，為膽經的引經藥，具活血行氣、祛風止痛功效。用於頭痛、胸肋痛、經閉痛、風濕痛、跌打損傷等症，但並非每種頭痛皆可用，以感冒和風濕有關的偏頭痛尤有效。

●忌：若見高血壓、肝陽上亢、肝火偏旺以及嚴重血虛所致的頭
　　　痛，以及月經過多或出血性疾病，則不宜用。本藥用量一
　　　般為一至二錢，若分量過大易引起嘔吐、暈眩，使用時宜
　　　特別注意。

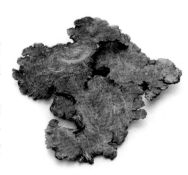

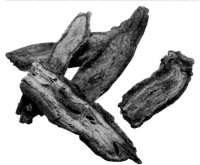

【丹參】藥性：味苦、性微寒

入心、心包、肝經。丹參是調理婦女經帶病症常用藥，能活血祛瘀、涼血消腫，改善月經失調、經痛、閉經及產後惡露不下、腹痛之症狀，並能安神鎮靜、除煩助眠。配伍麥冬、遠志、黨參加豬心燉食，能活血養心、開心解熱、調經理帶。

【升麻】藥性：味辛、甘、性微苦

歸肺、胃、大腸、脾經。具有升脾胃陽氣、散肌表風邪，並有清熱解毒之功效，主治頭痛寒熱、久瀉脫肛、目疾腫赤及胃下垂等症狀。

●忌：如吐血、流鼻血、咳嗽多痰、陰虛火動、麻疹已透、驚
　　　悸癲狂者均當忌用。

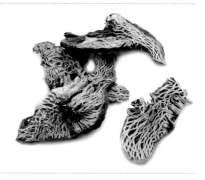

【天麻】藥性：味甘、性平

入肝經。天麻有調理肝功能失調引起之暈眩頭痛、癲癇痙攣、肢體麻木、言語不暢之藥理作用，能鎮靜寧神，舒緩精神刺激，對神經衰弱、頭痛暈眩、耳鳴、風濕痺痛、肢體麻木、高血壓病，有一定的緩解效果，能令人心曠神怡、思緒清明。

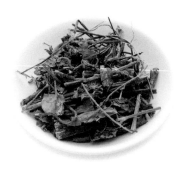

【仙鶴草】 藥性：味苦、性平

無毒。入肝經、脾經與肺經。有止血抗菌抗炎、驅蟲等作用。主治咳血、吐血、尿血、子宮出血、脫力勞傷、痢疾、牙齦出血等症。仙鶴草含仙鶴草素及維生素 K，可以縮短凝血時間，讓血小板數目增加，故能治療身體各部分出血病症，而且不論虛、實、寒、熱者，皆可應用，不但可單獨服用亦可配合其他止血藥同用。

【仙靈脾】 藥性：味辛甘、性溫

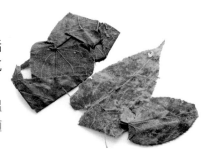

入肝、腎經。為良好的補腎陽強筋骨、祛風除濕作用。並可活腎陽衰微、下元虛冷可導致陽痿、遺精滑泄、腰膝無力四肢痲痺、健忘症及子宮虛寒不孕等症。

●忌：雖可治療以上諸多症狀，故能補腎胃壯陽，但因其性溫燥，久服則陽旺多慾、精氣耗散、終至陽衰陰竭、生殖機能低下，故不能單用本藥及久服。

【玄參】 藥性：味甘、鹹、苦，性微寒

具有滋陰涼血、解毒瀉火。用於舌絳煩喝、熱病傷陰、溫毒發斑、便秘、骨蒸勞咳、目癢紅腫、咽喉痛、白喉、瘡毒等。

●忌：不宜與藜蘆同用。

【玉竹】 藥性：味甘、性平

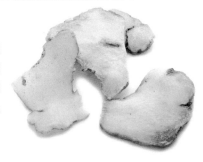

玉竹原名葳蕤，柔潤、多脂、味甘的特質，可以潤肺養胃，滋陰潤燥、生津止渴，調理脾胃中氣，並有降血糖的作用。搭配洋參、茯神、白朮、黃耆等燉補雞湯，能促進代謝循環，調解免疫功能，並寧定心神、減輕心悸、失眠，可增強體力、安心除煩、改善體質、鎮靜助眠。

●忌：脾胃虛弱而有溼痰氣滯者，不宜服用。

【甘草】 藥性：味甘、性平

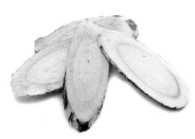

其甘草以味甜得名入十二經，能調和諸藥，又名「和事佬」。能瀉火解毒、增開胃助食、抗炎症、抗過敏，同時亦能平衡荷爾蒙，並有強心、鎮痛、止痙攣、化痰止咳作用。又能減低或緩和藥物烈性的作用，保護肝臟。經常服藥或長期服用某類藥物者，即適合以「遠志菊花茶」來清熱解毒，止咳平喘，調和諸藥，解藥毒。又精神不寧、失眠健忘、失志者都適合此茶。

●忌：長期大量服用會引起水腫、高血壓者應特別注意，另脾胃有濕而中滿嘔吐者忌用。

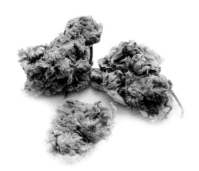

【甘菊】藥性：味苦、苦、性微寒

菊花能疏風清熱、平肝明目，解緩風熱感冒，發燒頭痛、暈眩目暗、眼赤腫痛、迎風流淚的現象。亦具抗炎、降壓、降火的作用，配伍有安心養神、幫助睡眠的酸棗仁，及能抗憂解鬱、提振精神的川芎、洋參等煮茶，能提升睡眠品質，快速減輕疲勞，回復精神與體力，並能藉由甘草來調節心律、綜合營養，經常飲用則能安神舒眠、提高效率。

【牛膝】藥性：味苦澀、性平

性滑下行。入肝、腎二經。生用性味苦酸而平、熟用（酒蒸過）則甘酸而溫。有活血祛瘀、止痛、通經、補肝腎、強筋骨、利尿、降血壓及興奮子宮。又可利關節且能引導其他的藥力下行到達下半身，故為治療腰膝、下肢病症常用藥。
●忌：脾虛泄瀉、孕婦皆禁用。

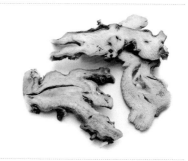

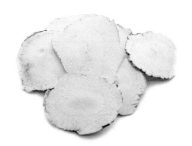

【白芷】藥性：味辛、性溫

歸胃、大腸經、入手太陰肺經。為陽明主藥、以陽明之脈上行於頭面、如頭痛目昏、目癢涕出、祛風解表、止痛、消腫、排膿、黑斑、牙痛、燥濕、解蛇毒之功用，是臨床上內、外科常用藥，尤其對神經性的頭痛，有止痛、鎮靜之效。並可作面脂、調整肌膚、潤澤、美白之功效。
●忌：其性溫燥升散、能耗血傷陰，故血虛有熱、陰虛火旺之頭痛禁用。

【白芥子】藥性：味辛、性溫

歸肺經。具有溫肺祛痰、發汗散寒、消腫止痛、利氣散結之功效，主治小兒急、慢性氣管炎、肺炎、消痰、平喘、筋骨腰背諸痛、腳氣麻木、喘咳反胃等症。
●忌：白芥子一般用法，1至3錢，入湯劑，但不宜久煎，熟則減力，凡肺虛久咳、陰虛火旺及胃火旺盛者忌用。

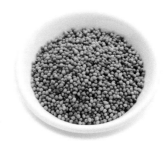

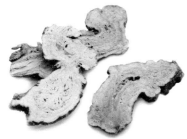

【白朮】藥性：味甘、性溫

入脾、胃經。有健脾益胃、燥濕利水、益氣止汗、生血，並可使腸胃分泌旺盛、增速蠕動，亦可促進血液循環及降低血糖和利尿作用。白朮亦是安胎聖藥，因妊娠以後，需要更多的血液養胎，而血液的來源是中焦，以致增加中焦脾胃的負擔，導致中焦運化失常，如胃失和降、胃氣上逆而嘔逆、胸悶厭食、暈眩稱為「惡阻」，是孕婦常見的症狀，此時可用白朮健脾化濕、和中安胎，惡阻的問題即可改善。有美容功效，並可用在外敷面部使之光澤，駐顏去斑。
●忌：陰虛燥熱及氣滯脹滿者忌用。

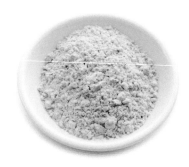

【白芨粉】藥性：性味苦、澀、微寒

別名白根、甘根、連及草。歸肺經、胃經、肝經。有收斂、止血、消腫生肌，主治肺結核咳血、潰傷病疼痛出血、火傷創傷、手足皺裂等症。白芨具外傷止血之效，如見皮膚損傷，可以用白芨磨粉劑覆蓋在創傷表面。

●忌：忌和烏頭、附子同用。

【白殭蠶】藥性：味辛、鹹、性平

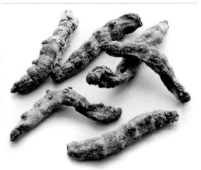

具有祛風散結、治療面部黑斑。《神農本草經》即作用在美容品；《本草別錄》又用以「滅諸瘡瘢痕」；《本草經疏》認為「肺主皮毛，而風邪客之，則面色不光潤、入肺去皮膚諸風」；故能滅面部雀斑、面部呈黑及諸瘡斑痕的美容治療效果。

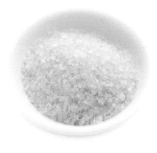

【朱砂】藥性：味甘、性微寒

有毒，入心經。自古迄今中醫認為心主神明為神之舍，火不妄動則心神安定，若心火亢盛就會內擾神明，造成心神不安的現象，適用於失眠、心悸、健忘、煩躁不寧及癲癇、發狂等症。朱砂是中醫五寶散的名藥之一，因含有硫化汞（遇火會析出水銀）的成份，所以使用不當會有汞中毒的顧忌，因此對朱砂的藥性爭議很大，不過卻是治療心病的首選藥物（但內服必須慎選經過水飛法泡製研成極細的粉末，劑量不可超過一分〈半錢〉）。

●忌：朱砂忌用火煅，因為遇火會產生劇毒的水銀。用朱砂與他藥同煎時不可將藥物燒焦，不慎燒焦就不可服用以預防中毒。因朱砂代謝較慢，長期服用會導致含汞量的累積，建議慎用且不宜長期服用。萬一中毒可服用黃蓮解毒湯加土茯苓、金銀花來解毒。服藥期間可多吃綠豆湯預防汞中毒。

【冰片】藥性：味辛、苦，性微寒

具有清熱止痛、開竅醒神，用於熱病神昏、中風痰厥、氣鬱、中惡昏迷、目赤、口瘡、咽喉腫痛、耳道流膿。

●忌：孕婦慎用。

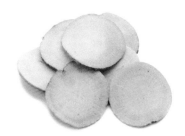

【芍藥】 藥性：味苦酸、性微寒

入肝、脾二經。在臨床上用來治療貧血、面色萎黃、頭暈、月經不調、月經量少、崩漏、痛經等症。常見之補血名方「四物湯」即是用芍藥三錢、當歸四錢、熟地四錢、川芎一錢半煎服。

●忌：其性溫燥升散，故血虛有熱、陰虛火旺之頭痛禁用。

【杏仁】 藥性：味辛中帶甘、性溫

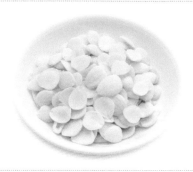

有小毒，入肺、大腸經，有祛痰止咳，潤腸通便，殺蟲的功能，臨床用來治療外感風寒、咳嗽氣喘，痰吐不利、胸悶不舒及陰道滴虫和外陰搔癢等症。

●忌：陰虛咳嗽、大便溏瀉及嬰兒不宜使用。

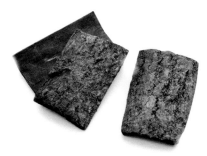

【杜仲】 藥性：味辛中帶甘、性溫

無毒。入肝、腎經。肝主筋、腎主骨，肝腎機能不足，常引起腰膝無力現象，以致杜仲為補肝腎強筋骨及安胎和降血壓之首選良藥。

●忌：杜仲為溫補藥，所以陰虛火旺或感冒咽痛時勿服。

【防風】 藥性：味辛甘、性微寒

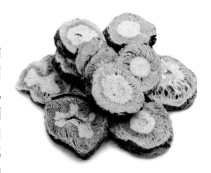

性微溫、味辛、甘。歸膀胱、肝、脾經。可預防感冒，具有解熱、抗菌、鎮痛等作用。依據中醫理論，風病為六淫之首，而能防禦風邪的中藥，即為防風。風邪侵入人體，頭即暈眩，風行全身即骨節疼軟、四肢攣急；風邪上行頭目、則偏、正頭痛、目癢冷淚；風邪入於胸中即胸悶煩滿；風邪下行腰膝，則腰膝酸軟。風邪遇熱成熟風、遇寒成寒風、遇濕成風濕。風邪入脾成脾風、入腸成腸風，凡寒襲肺則上焦發病咳嗽不止。因此致病的外在因素為風、寒、暑、濕、燥及化火，俗稱為六淫或六邪。

●忌：防風辛溫，故陰火旺及無風、寒、濕邪者不宜服用。

【松子】藥性：味甘、性溫

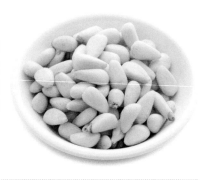

入肝、肺、大腸經。松子有良好的營養價值，富含不飽和脂肪酸，能防止膽固醇沉積，並促細胞新生；還能增進腦細胞代謝，維護神經傳導功能，能健腦益智、抗衰老退化；同時能賜予活力、增強體能、提高耐力、消除疲勞、防止便秘、提升免疫功能。松子還具潤膚養顏、美白除紋、活絡肢節等效果。

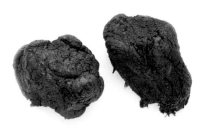

【炙黃精】藥性：味甘、性平

無毒，入脾、肺、腎三經，具補中益氣，滋陰潤肺，補精益腎之效，擅長於滋養脾胃、補中益氣，與枸杞、玉竹、紅棗等補養素材同用，更發揮補虛益元氣、溫暖上、中、下三焦，促進人體對營養素的吸收與利用。改善全身營養狀態，增強生理代謝功能，其性質平和，適於久服，病後調養之用。
●忌：消化不良，多痰濕，痞滿氣滯者忌服。

【金櫻子】藥性：味酸澀、性平

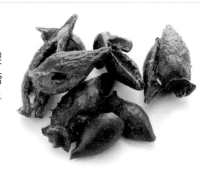

別名刺梨子、燈龍果、糖罐子。入腎經與大腸經。金櫻子酸澀收斂、又入腎經，腎虛則遺精、滑精、而腎與膀胱相表裡，膀胱如虛寒則遺尿、頻尿，因此有固精縮尿之功。●忌：金櫻子其性收斂，有實火、實邪者不宜服用。

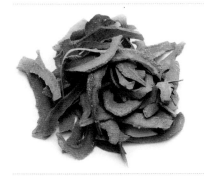

【青花桂】藥性：味辛甘、性大熱

青花桂為頂級之肉桂，大熱氣原純陽。入心、肝、腎、脾經。具有暖脾、胃、通血脈、溫腎散寒的作用。臨床主治腎陽不足、陽萎、頻尿、胃腹冷痛、腰膝疼痛、肢冷脈微、食少溏泄、婦女沖任虛寒、痛經、經閉、低血壓等症。
●忌：陰虛火旺者忌食、孕婦慎服。

【枸杞】藥性：味甘、性平

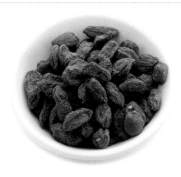

無毒，入肝、腎、肺經。枸杞具有養陰補血、潤肺，強壯之效果，能促進成長，協助造血功能，有降低血糖、血壓等生理特性。在養生食療中廣泛應用來補肝腎，提升機體免疫力，並能明目保護視力，經常食用能抗自由基氧化，預防脂肪肝，提升健康指數。

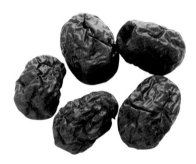

【紅棗】藥性：味甘、性平

入脾、胃經。紅棗是兼具補血與養氣的食材，能安神定心、和理脾胃、活血調經。搭配甘草、浮小麥是調理臟躁症、憂鬱症的代表食療法，有效改善煩躁不安、失眠、倦怠、喜怒無常之現象，並能保護肝臟，增進體能和肌力。

【倉术】藥性：味辛、苦、性溫

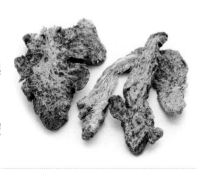

歸脾、胃二經。適用於中焦濕阻產生的脾胃不和、消化不良、腸胃機能失調引起的食慾不振、嘔吐泄瀉及風寒侵襲肌表引起的惡寒發熱、頭痛、全身疼痛、身寒無汗等症，對視力減退、兩眼乾澀、夜盲症亦有不錯的療效。

●忌：凡有口渴、嘴乾、唇燥或咳血、流鼻血等症狀，不宜服用。

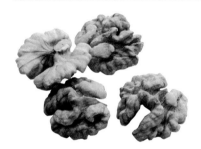

【核桃（仁）】藥性：味甘、性溫

入腎、肺、肝經。核桃仁營養價值高，富含不飽和脂肪酸，可防止動脈中膽固醇沉積，維護心血管健康，能延緩細胞老化速度，美膚烏髮，保持青春容顏。常食用滋養肝腎、潤肺納氣、潤腸通便、健腦固齒，提供充盈的能量與活力。配伍枸杞、豆芽菜等涼拌，不但清熱除煩，潤腸效果更是顯著。

【覆盆子】藥性：味甘、性溫

入肝、腎二經。具有補肝腎、益陰、固精之效，可用於治療精血不足、目失榮養及視弱昏花。臨床上主治腎虛陽萎、遺精早泄、小便頻數、遺尿等症。

●腎虛有火、小便短澀者不宜服用。

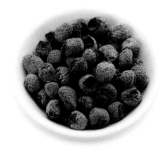

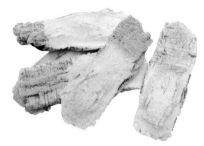

【黨參】藥性：味甘、性平

無毒。入脾、肺二經。具有補中益氣、生津養血及除煩消渴之功效。黨參對神經系統有興奮作用，能增強機體抵抗力，又能使紅細胞（紅血球）及紅血蛋白增加數量、白細胞總數減少，對缺鐵及營養不良性貧血幫助很大，尤其對消化吸收功能障礙（胃潰瘍、胃黏膜損傷）所致的貧血最為適宜。

●忌：黨參雖藥性平和、正虛、邪實，特別是生氣發怒時不適合單獨使用。

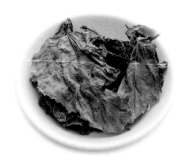

【桑葉】藥性：味甘、苦，性寒

入肺、肝二經，具有疏風清熱、清肝明目，對風熱感冒、頭暈、咳嗽、頭痛、赤目、腫痛、視物昏花有一定療效。

【益母草】藥性：味辛微苦、性微寒

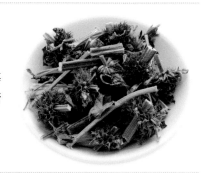

無毒。入心、肝及膀胱經。活血調經、利尿消腫、清熱解毒，如婦女月經不調、經閉、痛精、產後瘀血腹痛或惡露不盡等症。又因有利尿作用，對高血壓及腎炎水腫亦有療效，且能清熱解毒抑制皮膚真菌，所以可治皮膚癢疹。

●忌：孕婦未到生產前忌用（恐流產）。

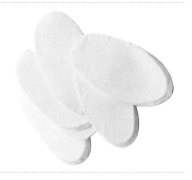

【茯苓】藥性：味甘、淡，性平

無毒。歸心、脾、肺經。茯苓除去外皮之後外層呈淡紅色者稱赤茯苓，內層白色者稱白茯苓，中間有細松根穿過者稱茯神。以其藥性言，赤茯苓偏於利濕、白茯苓偏於健脾、茯神則用以安神。三者皆寄生於松樹根部的菌核。具有補腦強身、利水滲濕、健脾和胃、安神等功效，適用於小便不順暢、水腫及心悸、失眠等症狀，並可提高人體免疫功能等作用。

【淮山】藥性：味甘、性平

色潔白、味微酸者為佳，無毒。入脾、肺、腎經。能健脾補虛、益肺固腎、滋精補氣、益肺陰、除寒熱邪氣、補中益氣，主治脾虛腹瀉、陰虛所致腰酸膝軟、頭暈目眩、潮熱盜汗，遺精帶下，小便頻數等症。

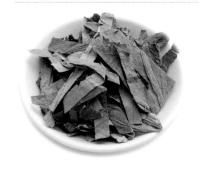

【荷葉】藥性：味甘、澀，性平

入心、肝脾三經。具有升發清陽消暑利濕、止血。適用於暑濕瀉泄、浮腫、暈眩、頭風、土血、崩漏、便血產後血暈等症。

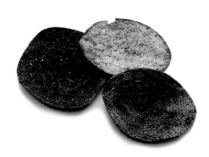

【陳皮】藥性：味苦、辛，性溫

就是橘皮，歸脾、肺二經。具行氣健脾、燥濕化痰、降逆止
嘔、咳嗽多痰、辛溫發散之功，能調理中焦脾胃之氣。
●忌：舌赤少津、內有實熱者、氣虛及陰虛燥咳者不宜用，吐
　　血症慎用，久服多服損元氣。

【雪蓮花】藥性：味甘、苦、性溫

入肝、脾、腎三經。具補腎壯陽，止血、調經。用於陽萎、腰
膝軟弱，婦女月經不調，風濕關節炎等症。雪蓮花 30 克、當
歸 10 克、黃氏 15 克、黨參 10 克炖雞，吃肉喝湯可治氣血不
足之不孕症。

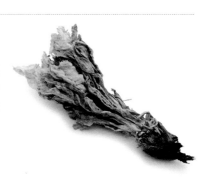

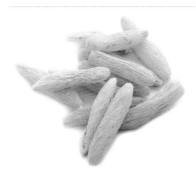

【麥冬】藥性：味甘、微苦、性寒、潤無毒

麥冬質柔多汁、養陰潤肺、益胃生津、除煩清心；又入肺、
胃、心經、具強心利尿、減輕心絞痛、降低血糖、調節血壓、
減輕慢性氣管炎症等效果。

【萊服子】藥性：味甘辛、性平

無毒。歸脾、胃、肺三經。萊服子之根即為白蘿蔔，萊服子能
順氣開鬱、降氣化痰、除滿消脹、整腸助消化兼有降血壓及消
脂減肥的良藥。晚餐取白蘿蔔湯或取白蘿蔔攪汁於飯後飲用，
是古代名醫的養生妙方。
●忌：萊服子是耗氣之藥，吃人參補氣或氣虛血弱者禁用。

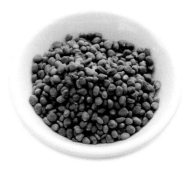

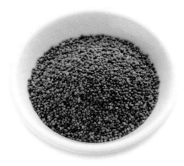

【菟絲子】藥性：味辛、甘，性平

味辛、甘性平。入脾、肝、腎經。不但能平補而且益精養血。
主治腰膝酸痛、遺精早洩、消渴、食慾不振、腎虛胎動、習慣
性流產、夜盲症、視力減退及眼壓升高等病皆有助益。
●忌：雖為平補之品，但偏於補陽，如陰虛火旺、便秘、小便
　　短赤者忌服用。

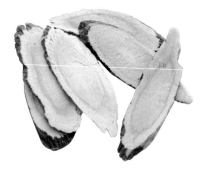

【黃耆】 藥性：味甘、性微溫

入肺、脾二經。能補氣升陽、快速消除疲勞。又能增加細胞吞噬細菌的能力，預防發炎化膿，促進傷口癒合。並可消水腫、腳氣、面目浮腫、促進體內水份代謝，並有強壯作用，改善全身營養狀態，保護肝臟、提高機體的抵抗力及強心、降壓、利尿、保肝等作用。

【黃精】 藥性：味甘、性平

歸脾、肺、腎三經。黃精富含黏液質、胺基酸，有抗菌作用，能改善健康狀況；亦能降血壓、血脂，減輕冠狀動脈粥樣硬化程度，且能補給能量，促進機體防禦力、抵抗疲勞倦怠，有填精補髓、強筋健骨、延緩老化之作用。配伍枸杞、麥冬、紅棗及排骨煲粥，是調補身心、改善營養狀況，改善性能力、增加精力和耐力的養生粥品。炙黃精亦同。

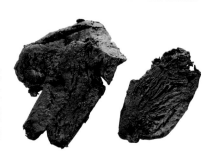

【滑石】 藥性：味甘、性寒

歸胃、膀胱經。滑石對皮膚、黏膜有保護作用，內服時保護發炎的胃腸黏膜，並且善清膀胱熱結、通利水道為治療熱濕淋病的常用藥。臨床主治小便不通、濕疹、痱子、中暑、黃膽水腫等症。

●忌：脾虛氣弱、小便清利及滑精者勿服。

【當歸】 藥性：味甘、辛，性溫

入心、肝、脾三經。當歸是婦女的保健良品，有補血活血、調經止痛、潤腸通便之效。因能活血散瘀，也能紓解跌打損傷瘀滯、產後血滯腹痛、風濕痹痛，筋骨酸痛等。當歸兼具潤膚、淡化斑點、抗早衰、促進傷口癒合之美顏效果。選購當歸以新鮮味清無出油者為佳，若有雜味或酸味、辛嗆味等可能是以硫磺燻過。

●忌：當歸有滑腸作用，脾胃虛弱、大便滑瀉者不宜服用。

【葛根】 藥性：味辛、甘，性涼

歸脾與胃經。葛根能緩解頸、背部肌肉緊張，如遇流行性感冒而頸、背部攣縮、緊張者可用，因具有解肌退熱、升陽止瀉、生津止渴、醒脾解酒之功。臨床主用於外感發熱、頭痛頸強、肢體麻木、食慾不振、口渴、消渴、脾虛久瀉、麻疹透發不暢等症。

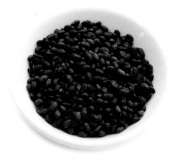

【補骨脂】 藥性：味苦辛、性溫

歸腎、脾二經。其辛、溫疏散，可除風冷之邪、補腎助陽、固精縮尿、溫脾止瀉之效，臨床上主治陽萎滑精、尿頻、遺尿、慢性結腸炎、腎虛腰痛等症。外治白癜風、雞眼。

●忌：陰虛火動、小便短澀、目赤紅、口乾舌燥皆不宜服用。

【蒲公英】 藥性：味苦中帶甘、性寒

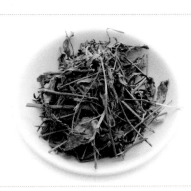

無毒。入肝、胃二經。具有清熱解毒和利濕通淋等功效，是消炎、抗菌、解毒、利膽、健胃、緩瀉、消腫散結，如乳癰初起紅腫疼痛的良藥，外用可用鮮蒲公英搗爛外敷乳房，日換二次，會有一定療效，乳癌患者亦可。

●忌：蒲公英性寒，用量過大或長期使用會腹瀉拉肚子須停用。

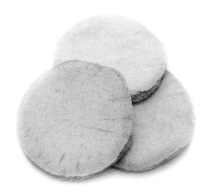

【澤瀉】 藥性：味甘、淡，性寒

歸腎和膀胱二經。中醫認為脾主濕、腎主水、脾失健運則濕聚成痰，脾腎陽虛則水泛為痰，澤瀉為利水滲濕及清洩腎火之功效。也用於小便不利、尿路感染、水腫、消炎、降血壓、降血糖作用。澤瀉若用鹽炒，則依熟者且鹹入腎的原理而補腎。若用在減肥方（決明子 1.5 兩、山楂 5 錢、何首烏 4 錢、陳皮 2 錢、澤瀉 2 錢）不僅能減肥並且可以降血壓兼利尿。

●忌：若用在減肥，依生者瀉之原理、澤瀉必須生用，不可炒鹽或酒炙。

【燕窩】 藥性：味甘、性平

入肺、腎經。燕窩為稀貴滋補良品，能潤肺滋陰、益氣化痰、補充元氣、改善老人體虛久咳痰喘、勞累過度體力透支引起勞咳、咳血等症，也調和脾胃、促進食慾、止反胃嘔逆。與野泡參、紅棗等配伍就是最佳滋補肺氣的食品，能保護上呼吸道，增強抗流感之防禦力，並提振精神、恢復體力、消除疲勞。被認為是調補虛勞、強化體質、潤肺止咳、美膚延老的上品。

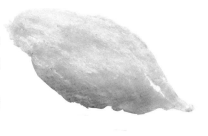

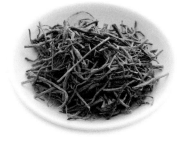

【龍膽草】 藥性：味苦、性寒

歸肝、膽、胃三經。具有保肝、利尿、利膽及降壓鎮靜作用，並能鬆弛骨絡肌之功效。在臨床上主治濕熱黃疸、濕疹、肝炎、急性結膜炎、乙型腦炎等症。

●忌：脾、胃、虛寒者忌用。

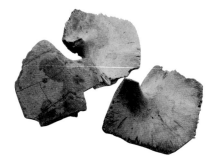

【龜板】藥性：味甘、鹹，性寒

入心、肝、腎三經。具有滋陰潛陽、健骨益腎、養血補心和固經止血之功效。中醫利用陰陽調和治病的法則為滋陰潛陽，依據中醫理論，腎為肝之母，在正常狀況下肝陰需要腎陰來滋養，腎水如虧損（腎陰虛）就會引起肝陰虛，導致肝陽上升而出現頭昏眼花、面紅發熱、升火頭痛、產生耳鳴燥煩等症狀。另血虛心神失養，會導致失眠、健忘、驚悸等症，因龜板味甘入心能養血補心，是用腦勞心者滋陰增智的良藥。

●忌：龜板性寒故脾虛或寒濕者忌服。

【薄荷】藥性：味辛、性涼

入肺、肝二經。薄荷能疏風散熱、辟穢解毒、清利咽喉、芳香口氣，令人神清氣爽、頭目清晰、關節靈活，具疏肝解鬱、發汗退燒、消炎止痛、透疹止癢作用，對感冒風寒、發燒汗閉、咽喉腫痛、眼睛紅赤、頭痛頭暈、口瘡牙痛、食滯氣脹、口臭等現象有效。

●忌：薄荷有退乳的副作用，故哺乳婦女不宜多服。

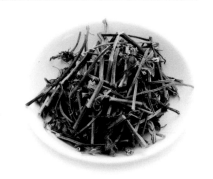

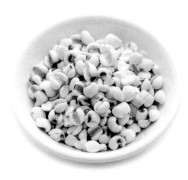

【薏仁】藥性：味甘淡，性微寒

薏仁能利水滲濕、消腫祛痺、清熱解毒、健脾止瀉。利尿消水腫，除體內濕氣，緩和風濕痺痛、腳氣、抽筋及除扁平疣，被認為是消除身體或面目浮腫的好食材，除能抗豆、抗過敏外，亦見美白潤膚效果。與福圓、核桃煮食，更顯健腦益智、除濕消腫之效。

廣 告 回 信
臺灣北區郵政管理局登記證
北 台 字 第 8719 號
免 貼 郵 票

222-04
台北縣深坑鄉北深路三段260號8樓

揚智文化事業股份有限公司　　收

□□□-□□

地址： 　市縣　 鄉鎮市區　 路街　 段　 巷　 弄　 號　 樓
姓名：

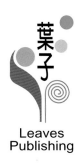

Leaves
Publishing

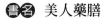

書號 L5108　　　書名 美人藥膳

葉子出版股份有限公司

讀・者・回・函

感謝您購買本公司出版的書籍。
為了更接近讀者的想法，出版您想閱讀的書籍，在此需要勞駕您
詳細為我們填寫回函，您的一份心力，將使我們更加努力！！

1.姓名：_____

2.性別：□男 □女

3.生日／年齡：西元_____ 年____月 ____日____歲

4.教育程度：□高中職以下 □專科及大學 □碩士 □博士以上

5.職業別：□學生□服務業□軍警□公教□資訊□傳播□金融□貿易
　　　　　□製造生產□家管□其他_____

6.購書方式／地點名稱：□書店_____□量販店_____□網路_____□郵購_____
　　　　　　　　　　　□書展_____□其他____

7.如何得知此出版訊息：□媒體____□書訊____□書店____□其他____

8.購買原因：□喜歡作者□對書籍內容感興趣□生活或工作需要□其他

9.書籍編排：□專業水準□賞心悅目□設計普通□有待加強

10.書籍封面：□非常出色□平凡普通□毫不起眼

11. E - mail：_____

12喜歡哪一類型的書籍：_____

13.月收入：□兩萬到三萬□三到四萬□四到五萬□五萬以上□十萬以上

14.您認為本書定價：□過高□適當□便宜

15.希望本公司出版哪方面的書籍：_____

16.本公司企劃的書籍分類裡，有哪些書系是您感到興趣的？

□忘憂草（身心靈）□愛麗絲（流行時尚）□紫薇（愛情）□三色堇（財經）

□ 銀杏（健康）□風信子（旅遊文學）□向日葵（青少年）

17.您的寶貴意見：
_____

☆填寫完畢後，可直接寄回（免貼郵票）。
　我們將不定期寄發新書資訊，並優先通知您
　其他優惠活動，再次感謝您！！